Power Yoga

Christa G. Traczinski · Robert S. Polster

Power Yoga

Das effektive
Fitness-Training
für zu Hause

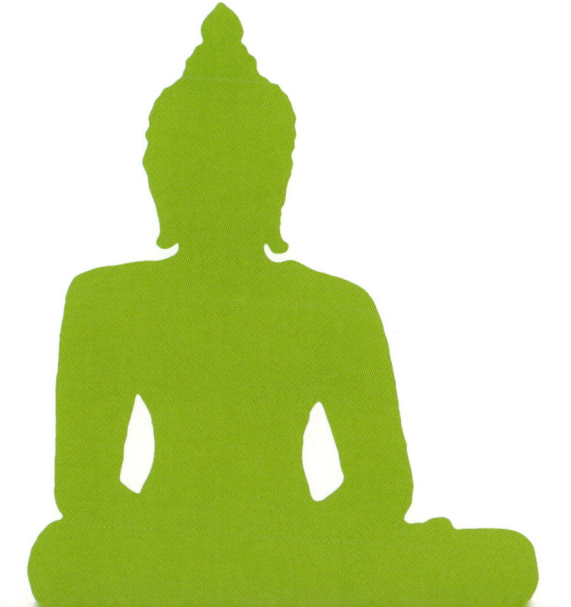

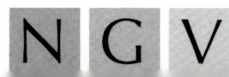

Die Autoren

CHRISTA G. TRACZINSKI (D)

Psychologin, Therapeutin, Yogalehrerin und Autorin. Lebte in Spanien und den USA.
Sie entwickelt Konzepte und Ideen für Wellness und Lifestyle, die sie über ihr Label
energyzone anbietet, woraus eine Vielzahl an crossmedialen Produkten für Bücher,
Videos, TV, Radio und Printmagazine hervorgegangen ist. Die Autorin lebt und
arbeitet heute zusammen mit Robert Polster in Berlin.

ROBERT S. POLSTER (USA)

Yoga- und Körpertherapeut. Studierte Yoga in Indien und Los Angeles bei Patthabi Jois
und coachte als Power Yoga-Trainer zahlreiche bekannte Größen aus Film und Sport.
Auf Maui, Hawaii, leitete er das Health Center »Vision Hawaii«, wo er gemeinsam
mit Christa Traczinski unterrichtete. In Berlin gibt Robert S. Polster zahlreiche Seminare
zum Thema Yoga und Gesundheit und leitet Ausbildungen zum Power Yoga-Trainer.

© Naumann & Göbel Verlagsgesellschaft mbH, Köln
Alle Rechte vorbehalten
Autoren: Christa G. Traczinski, Robert S. Polster
Layout und Satz: Druckfrei. Dagmar Herrmann, Köln
Gesamtherstellung: Naumann & Göbel Verlagsgesellschaft mbH

ISBN 978-3-625-12383-5
www.naumann-goebel.de

Inhaltsverzeichnis

Vorwort

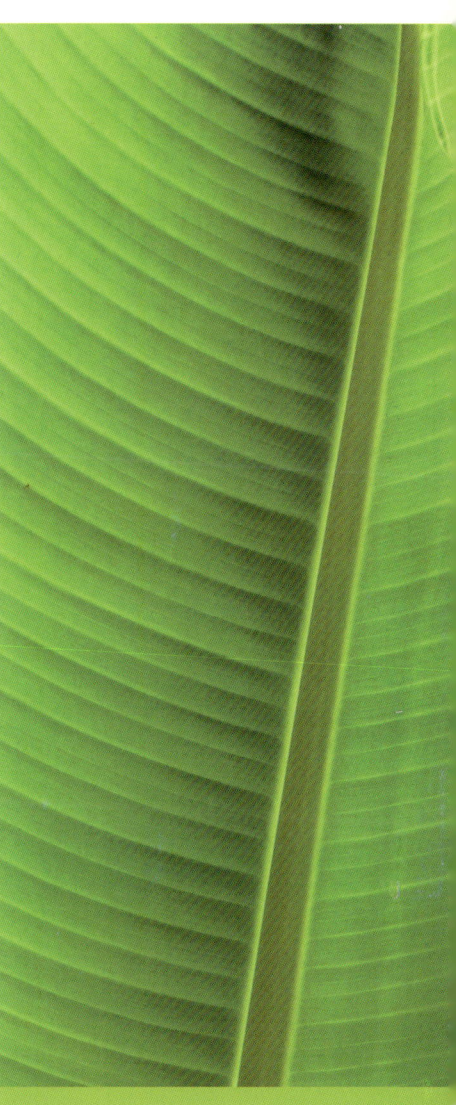

III. Energie steigern und Balance finden 55

Power Yoga – Übungen im Stehen 56

IV. Ins Zentrum der Kraft kommen 83

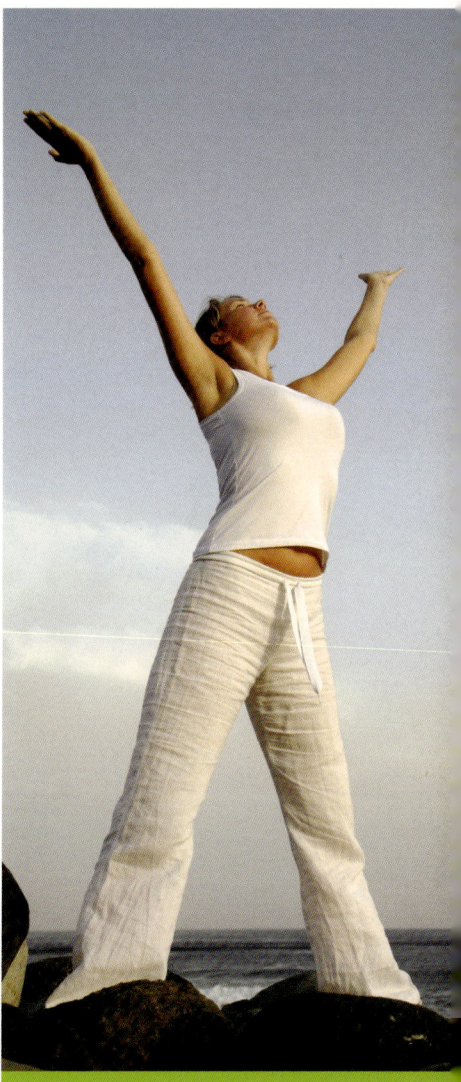

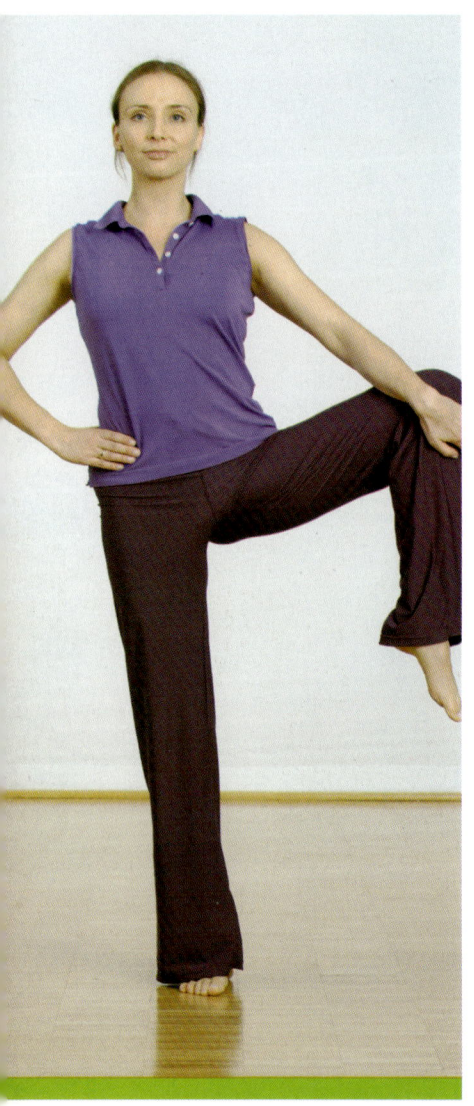

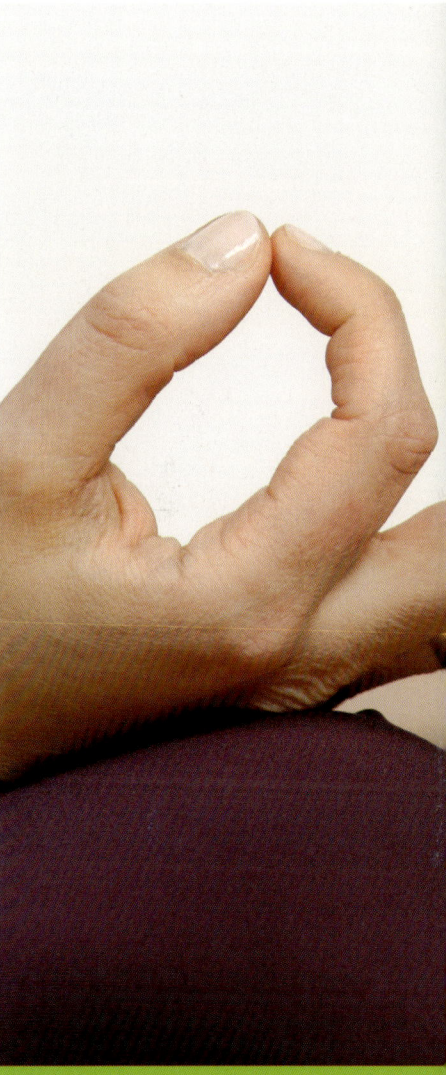

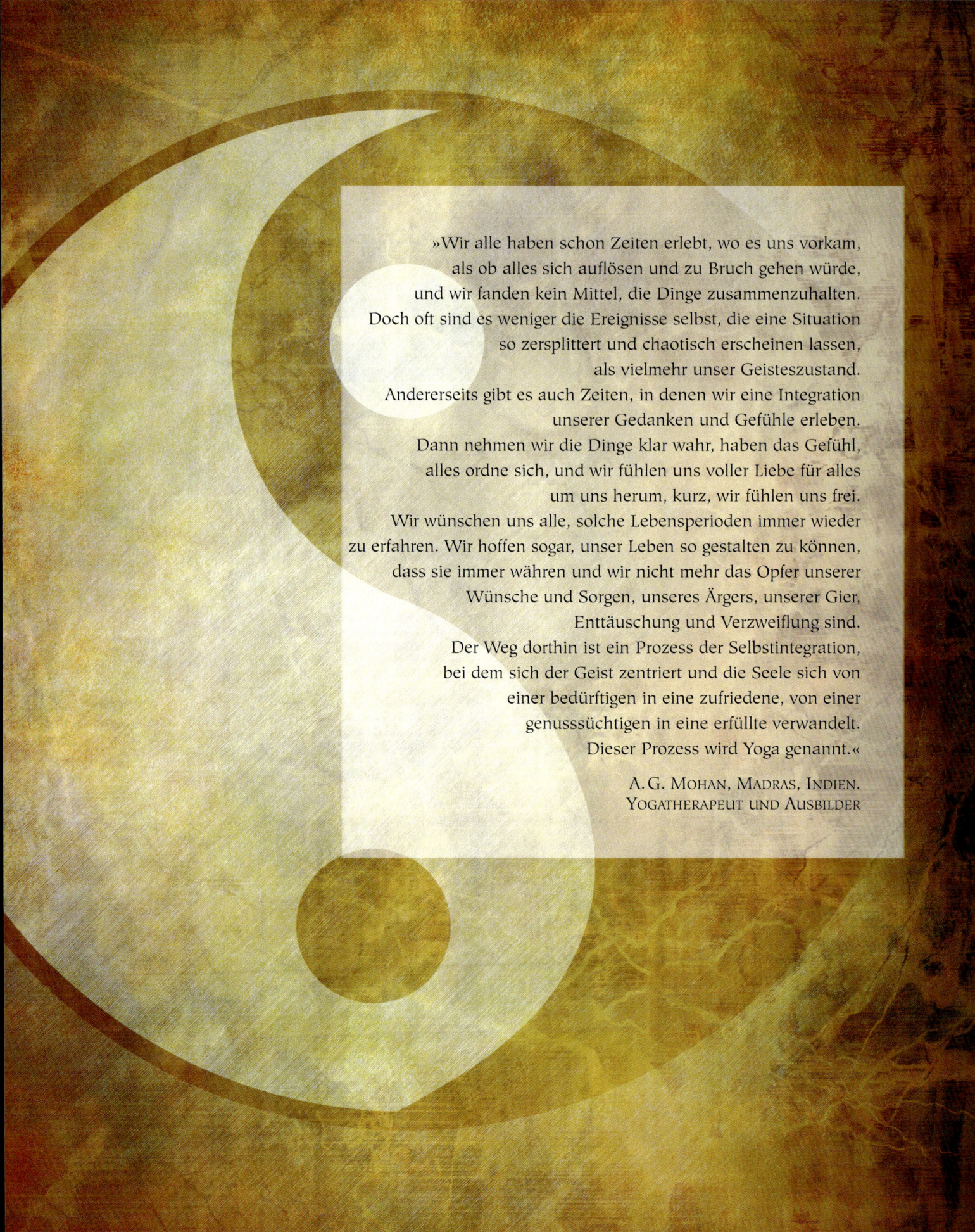

»Wir alle haben schon Zeiten erlebt, wo es uns vorkam,
als ob alles sich auflösen und zu Bruch gehen würde,
und wir fanden kein Mittel, die Dinge zusammenzuhalten.
Doch oft sind es weniger die Ereignisse selbst, die eine Situation
so zersplittert und chaotisch erscheinen lassen,
als vielmehr unser Geisteszustand.
Andererseits gibt es auch Zeiten, in denen wir eine Integration
unserer Gedanken und Gefühle erleben.
Dann nehmen wir die Dinge klar wahr, haben das Gefühl,
alles ordne sich, und wir fühlen uns voller Liebe für alles
um uns herum, kurz, wir fühlen uns frei.
Wir wünschen uns alle, solche Lebensperioden immer wieder
zu erfahren. Wir hoffen sogar, unser Leben so gestalten zu können,
dass sie immer währen und wir nicht mehr das Opfer unserer
Wünsche und Sorgen, unseres Ärgers, unserer Gier,
Enttäuschung und Verzweiflung sind.
Der Weg dorthin ist ein Prozess der Selbstintegration,
bei dem sich der Geist zentriert und die Seele sich von
einer bedürftigen in eine zufriedene, von einer
genusssüchtigen in eine erfüllte verwandelt.
Dieser Prozess wird Yoga genannt.«

A. G. MOHAN, MADRAS, INDIEN.
YOGATHERAPEUT UND AUSBILDER

Vorwort

Eine gehörige Portion Energie ist das wichtigste Element zur Bewältigung von Stress und der Schlüssel zu einem Leben voller Optimismus, positivem Selbstausdruck und Lebensfreude. Es fühlt sich gut an, den gesamten Körper zu spüren und topfit und energiegeladen zu sein!

Früher war ich süchtig danach, meinen Körper bis zur Erschöpfung auszupowern. Ich trainierte, ackerte und schwitzte täglich bis zu drei Stunden. Meine Kondition war trotzdem nicht besonders gut, irgendetwas fehlte, und ich hatte aus beruflichen Gründen auch nicht mehr die Möglichkeit, häufig so zeitintensiv zu trainieren.

Ein guter Freund fragte mich eines Abends: »Willst du mal ein Übungsprogramm kennenlernen, das den gleichen Effekt wie Joggen, Gewichtheben, Herz-Kreislauf-Training und ein Workout mit Hanteln und Maschinen hat, aber alles in einem einzigen Training vereint? Ein Training, wozu du nur eine Fläche von zwei Quadratmetern benötigst?« Ich war mehr als interessiert …

Am nächsten Tag stieß ich auf das Workout, das mein Leben verändern sollte und mich in den kommenden 25 Jahren bis heute mit den wichtigsten Trainingstechniken zur Meisterung meiner persönlichen Energie ausstatten sollte: POWER YOGA!

Ich erkannte augenblicklich das Potenzial des Workouts und erlernte daraufhin das Trainingsprogramm mit Begeisterung. Binnen kürzester Zeit machte ich eine enorme Veränderung durch. Das Geheimnis dieser beeindruckenden Veränderung lag vor allem in der im Power Yoga angewandten Atemtechnik, die einen großen Einfluss auf meine Ausdauer und persönliche Fitness hatte. Eine wichtige Erkenntnis für mich war zudem, dass Atemkontrolle d e r Schlüssel zu mehr Energie und Wohlbefinden ist!

Einmal befreit von Stress und Spannungen, wurde auch mein Kopf freier, und ich konnte meinen Verstand, meine Gedanken und Einsichten positiv beeinflussen. Die sich dabei einstellende mentale Stärke ebnete den Weg zu meinem persönlichen Erfolg – ein weiteres Ergebnis des Trainingsprogramms! Beflügelt durch diese Ergebnisse fühlte ich mich ermutigt, selbst Power Yoga-Trainer und Ausbilder für diese fantastische Trainingsmethode zu werden. Im Laufe meiner Tätigkeit als Yogalehrer lernte ich Christa kennen, die für ihre therapeutische Arbeit ebenfalls auf der Suche nach einer überzeugenden Trainingsmethode war. Gemeinsam mit ihr habe ich das hier vorliegende Power Yoga-Programm entwickelt, um unsere positiven Erfahrungen an andere Menschen weiterzugeben.

ROBERT STUART POLSTER

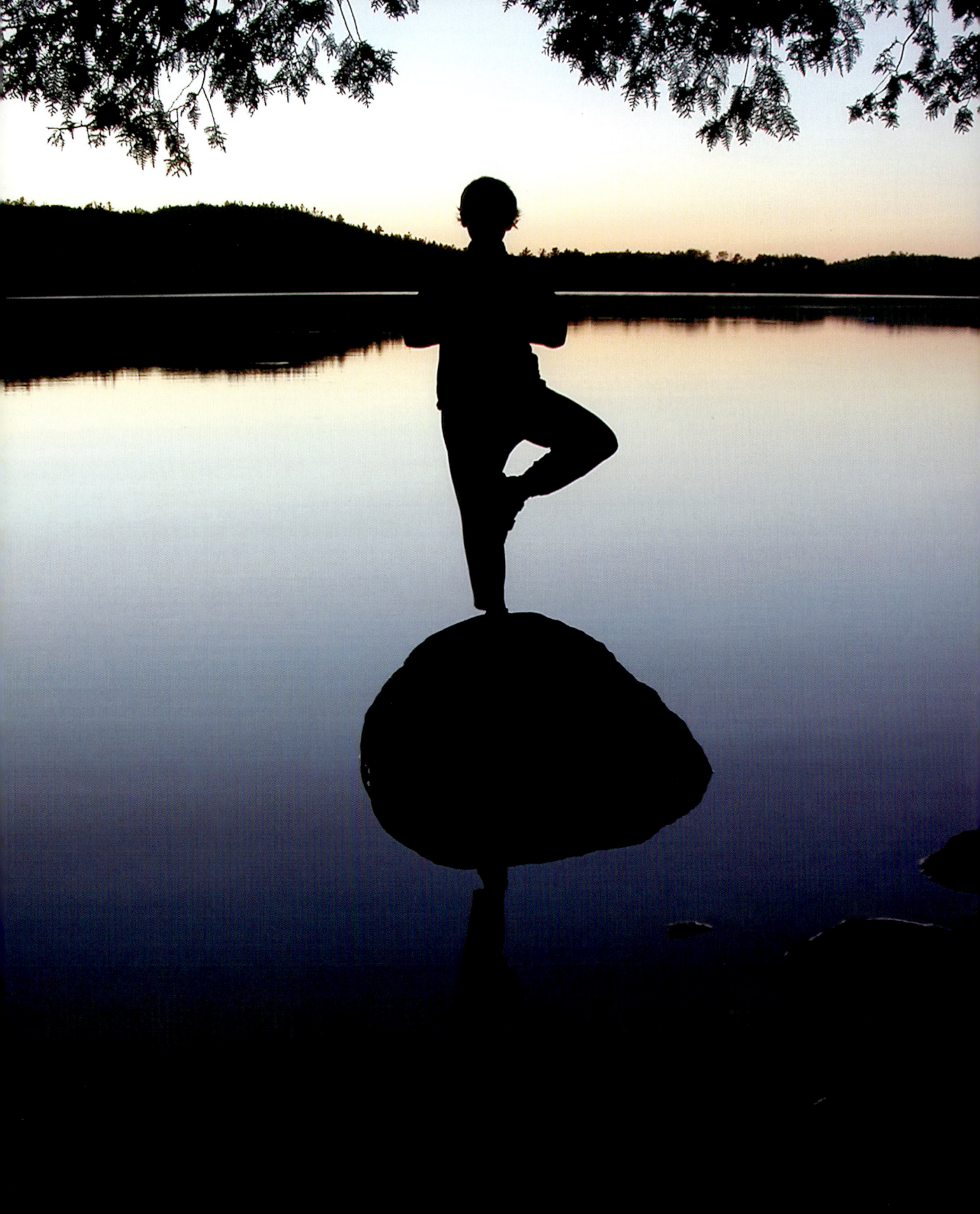

I.

EINFÜHRUNG

Power Yoga strahlt eine Leichtigkeit und Eleganz aus, die bestechend ist. Die Übungen wirken wie Kunst am Körper und sprechen Geist und Seele an. Noch heute, nach vielen Jahren, machen uns die Ergebnisse des Power Yoga-Trainings regelrecht euphorisch. Auch Sie können durch das Training euphorisch, kreativ und glücklich werden!

Power Yoga soll für jeden leicht zugänglich sein, daher haben wir im vorliegenden Buch die philosophischen Aspekte des Yoga zugunsten der Übungspraxis zurückgenommen. Zur Philosophie des Yoga existiert genügend Literatur, die sich zum Nachschlagen anbietet. Auch die ursprünglichen Sanskrit-Namen für die verschiedenen Yoga-Übungen haben wir hier bewusst weggelassen, da sie recht kompliziert und schwer zu merken sind.

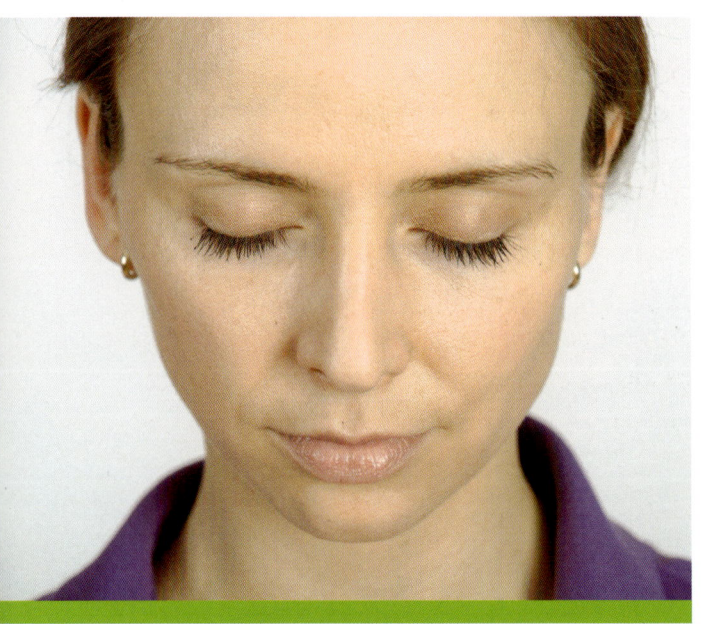

Mit Power Yoga aus dem dynamischen Ashtanga Yoga schöpfend, haben wir ein Trainingsprogramm entwickelt, das die westlichen Bedürfnisse nach Entspannung, Körperbalance und Vitalisierung anspricht und die Dynamik von Körper und Geist steigert.

Die im Yoga zentralen Meditationen zur Vertiefung der Entspannung empfehlen wir zum Ausklang der Übungen, da sie eine positive Wirkung auf das Nervensystem haben.

Wichtig erscheint uns, dass Sie das ganze Potenzial des Power Yoga erfahren und Ihren Körper nicht überstrapazieren. Wir überlassen es Ihnen, Ihre Bedürfnisse und Grenzen auszuloten, und möchten, dass Ihr ganz persönliches Erleben des Power Yoga in den Mittelpunkt rückt.

DEM STRESS EIN SCHNIPPCHEN SCHLAGEN

Fühlen Sie sich auch manchmal so richtig ausgepowert, lustlos und träge? Möchten Sie dann am liebsten auch einfach die Altersbremse ziehen, um länger jung und fit zu bleiben? Am besten wäre es, man könnte Druck und Hektik einfach abschalten, nur funktioniert das im Leben leider nicht! Wer jedoch lernt, mit Stress kreativ umzugehen, wandelt ihn in eigene Stärke um und kann Energieräuber aus dem Weg räumen. Stress ist eigentlich ein wirksamer Überlebenstrick aus Urzeiten, in denen unser Fluchtreflex wichtig zur Arterhaltung war. Noch heute kurbeln Stressreaktionen das Immunsystem an, bringen den Körper auf Touren und überfluten ihn mit Hormonen, die einen Ausnahmezustand signalisieren. Der Puls rast, und das Blut wird mit Hochdruck durch die Adern gepumpt – und der Körper ist bereit, auf den Ausnahmezustand zu reagieren. Doch sobald lästiger Stress zum Dauerbegleiter wird, besteht ernsthafte Gefahr für Körper, Geist und Seele. »Immer schneller, immer besser, immer mehr« ist eine fragwürdige Maxime, die Höchstleistungen von uns einfordert, mit denen wir den Körper schwächen und uns langfristig schaden können. Stress kann weitreichende Folgen für den gesamten Organismus haben, kann Heilungsprozesse beeinträchtigen und uns krank machen.

Chronischer Druck lässt die Nervenzellen im Hippocampus – einer Region im Gehirn, die wichtige vegetative Vorgänge steuert – absterben, und das führt zu verhängnisvoller Schlaflosigkeit. Zudem können die »Nebenwirkungen« von Stress einsam machen, weil Beziehungen durch eine gestresste und daher unzulängliche Bewältigung des Alltags unter Druck geraten.

Wenn tägliche Anforderungen uns zu sehr stressen und wir Höchstleistungen bringen, ohne zwischendurch zu relaxen und die Batterien wieder aufzuladen, plagen uns bald Nervosität, Überreiztheit, Unzufriedenheit, Schlafmangel und Verspannungen oder sogar Beschwerden organischer Natur – die Folgen sind nicht nur geistig oder seelisch fühlbar, sondern hinterlassen bald deutlich sichtbare Spuren an Gesicht, Haut und Körper.

Auch Powertypen müssen lernen, sich nicht zu überfordern: »Aktive Entspannung« ist für sie ein wesentlicher Baustein zur Regeneration ihrer Energiereserven. Das Zauberwort lautet »gezielter Stressabbau« – durch aktive Bewegung mit Power Yoga! Diese dynamische Entspannungsmethode belohnt das Gehirn mit der Ausschüttung von Glückshormonen, die jung und strahlend machen!

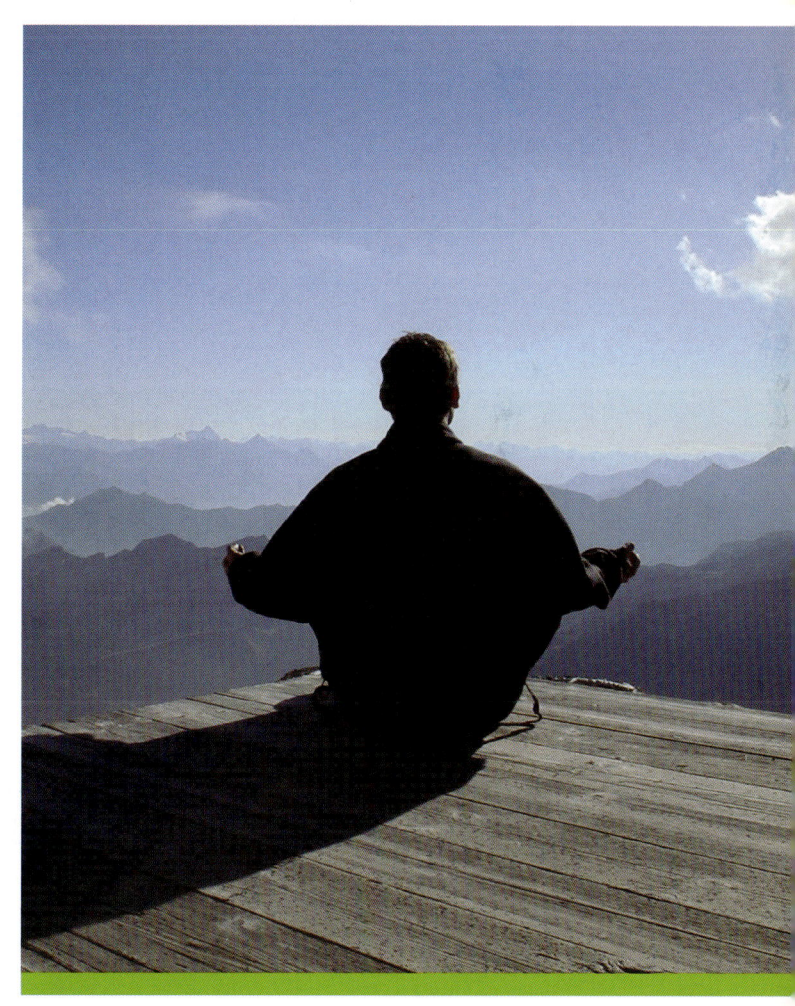

Stress gehört heute mehr denn je zum Leben – es liegt jedoch in unserer Hand, wie stark wir unter ihm leiden. Aktiver Beistand zur Wiederherstellung des inneren Gleichgewichts lässt sich mit ganz wenigen Mitteln leisten: In Kürze können Stimmungstiefs, Nervosität und Kopfschmerzen verfliegen, wenn Sie ein paar Tricks und Kniffe kennen, um sich richtig zu entspannen und mit Power Yoga wieder fit für den Alltag zu werden.

Bringen Sie Ihren Körper auf Trab – vermehren Sie durch Power Yoga die Sauerstoffaufnahme, denn die dynamische Bewegungsform und die intensive Atmung verbessern die Blutzirkulation und den Transport von Sauerstoff im Organismus, sodass nicht nur Stoffwechselschlacken und Umweltgifte schneller abtransportiert werden, sondern auch emotionale Belastungen sich verabschieden können. Schon bald sind Sie energiegeladen und optimistisch! Denn durch die verbesserte Versorgung des Gehirns mit Sauerstoff beim Power Yoga wird auch das »Kreativitätshormon« ACTH ausgeschüttet: So bekommt Ihre Psyche ein positives Feedback, und Depressionen haben keine Chance mehr!

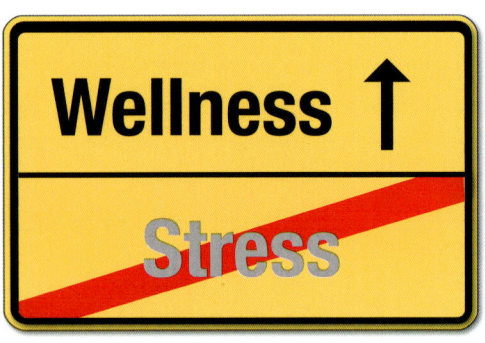

Wir alle brauchen Erholungsphasen zur Regeneration von Körper und Geist. Suchen Sie von den in diesem Buch vorgestellten Power Yoga-Übungen und Techniken für mentale Entspannung die für Sie angenehmsten und wirksamsten aus. Überwinden Sie Ihre gewohnte Routine, lassen Sie den Stress links liegen und tun Sie etwas für sich: So öffnen Sie sich für die verborgenen Impulse aus Ihrem tiefsten Inneren! Sie machen dadurch wichtige neue Erfahrungen und widmen sich schon bald sämtlichen täglichen Anforderungen mit mehr Lust und Energie.

TIPP: STRESS-SIGNALE BEACHTEN!
Beachten Sie folgende Signale – sie können Indikatoren für einen seelischen, geistigen und/oder körperlichen Stresszustand sein:

- Muskelverspannungen (Nacken, Schultern, Brust, Bauchregion)
- Kopfschmerzen (Augen, Schläfen, Nacken)
- Körperhaltung (gekrümmter Rücken, gesenkter Kopf)
- Gesichtsausdruck (matt oder angespannt, gerunzelte Stirn, zusammengebissene Zähne)
- Atmung (flach, schnell)
- Sprache (aufgeregt, abgehackt, stotternd)
- Konzentrationsfähigkeit (Konzentrationsschwäche, Denkblockaden)
- Innere Einstellung (Pessimismus, Ängste, Abschottung)

DAS GROSSE PLUS DES POWER YOGA

»Wir alle neigen dazu, den Körper als Statue zu begreifen –
als ein festes, gleichbleibendes, stoffliches Objekt –,
während er in Wirklichkeit eher wie ein Fluss ist:
ein unablässig sich veränderndes, fließendes Intelligenzmuster.«

D. MED. DEEPRAK CHOPRA,
AMERIKANISCHE GESELLSCHAFT FÜR AYURVEDISCHE MEDIZIN

Wenn man zum ersten Mal eine Sequenz des Power Yoga sieht, ist man sofort fasziniert von der Dynamik und der Leichtigkeit. Die Übungen wirken wie ein Tanz, bei dem sich der Körper ausgewogen und gleichzeitig sehr kraftvoll bewegt. Die für Power Yoga typische Art, einzelne Positionen zu einem fließenden Ganzen zu verbinden, hat etwas ganz Besonderes – die Übungen zeigen im wahrsten Sinne des Wortes, wie Energie gebündelt und beherrscht werden kann. Atmung und Bewegung sind dabei in völligem Einklang. Obwohl das Tempo des Übungsablaufes eher schnell ist, wirkt der Übende sehr ruhig und konzentriert.

Power Yoga ist nicht wie viele andere Yogaformen zwangsläufig ein östlich-religiös geprägter Weg zur Körperbeherrschung, der den inneren Rückzug von der Welt zur Vorbereitung des Geistes auf höhere spirituelle Erfahrungen betont. Statt auf eine Abkehr von der Welt zielt Power Yoga auf ein effizientes Energiemanagement. Es führt wie kaum ein anderes Trainingsprogramm zu geistiger und körperlicher Ausgeglichenheit und ist ein ausgezeichnetes Sprungbrett für ein aktives Leben.

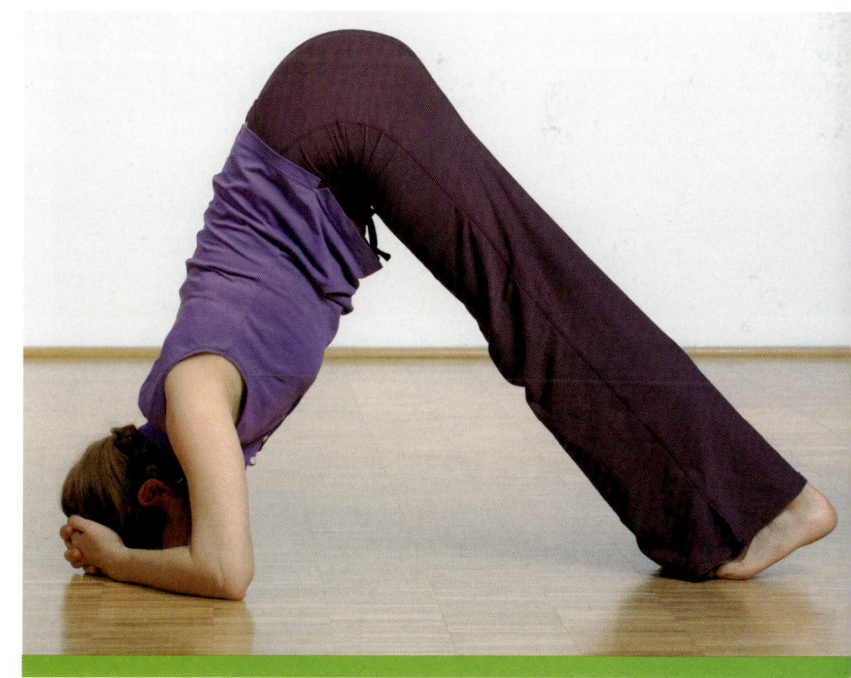

Power Yoga ist frei von aller Askese, was für die Menschen in den westlichen Ländern bedeutsam ist, da unser Alltag Belastungen mit sich bringt, denen mit Enthaltsamkeit nicht unbedingt begegnet werden kann. Unser Leben erfordert, dass wir uns der Welt zuwenden; wir sind auf »starke Reize« gepolt und an Schnelllebigkeit gewöhnt. Daher benötigen wir einen regenerierten Körper, einen wachen Geist und sehr viel Energie. Power Yoga ist ein genau auf die Bedürfnisse des westlichen Menschen abgestimmtes Training. Es hilft, Druck abzubauen, und bringt die Energie wieder zum Fließen.

Für Power Yoga braucht man keine Trainingstools wie Hanteln u. Ä. oder besonders viel Kraft. Power Yoga erfordert auch keine speziellen Vorkenntnisse, und man muss weder eine »Idealfigur« mitbringen noch besonders beweglich sein. Auch das Alter spielt keine Rolle. Der Zeitaufwand für Power Yoga kann flexibel gestaltet und den eigenen Bedürfnissen angepasst werden. Sie können die Übungen auf den ganzen Körper oder auf Schmerzzonen ausrichten. Das Training ist gleichermaßen für Frauen und Männer geeignet, und Power Yoga kann immer und überall, selbst auf kleinstem Raum, ausgeübt werden.

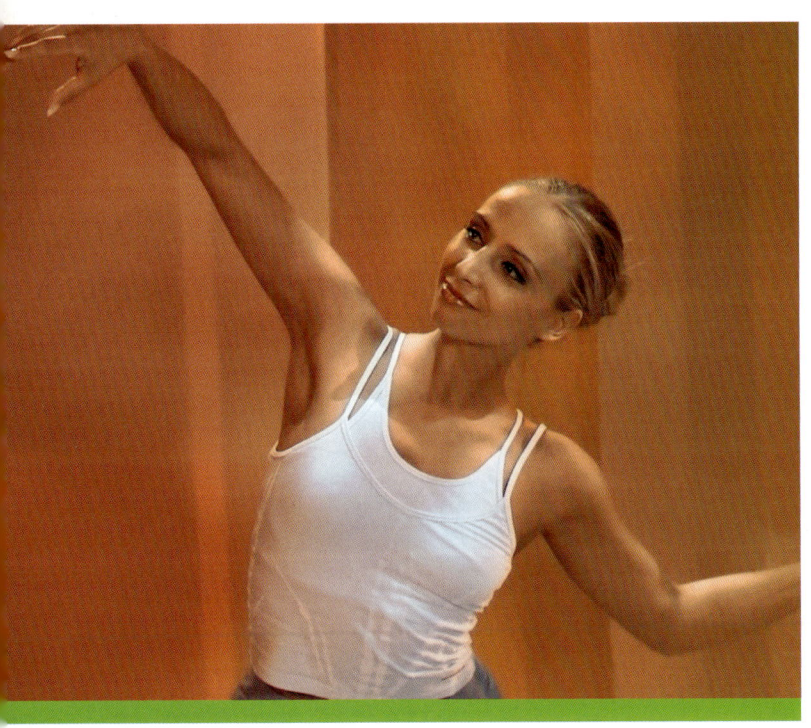

Im Power Yoga werden fließende Bewegungsabläufe mit dem Atem synchronisiert (»Vinyasa« genannt). Der Übende verändert im Einklang mit einem bestimmten Atemmuster seine Haltung und setzt so seine Energie frei. Einige Positionen (»Asanas«) werden mehrere Atemzüge lang unter Anspannung bestimmter Muskelpartien (statische Muskelkontraktionen) gehalten. Durch die Synchronisation von Atem und Bewegung wird die Energie dynamisch gesteigert und der Körper nicht, wie bei so vielen anderen Sportarten, überfordert oder einseitig belastet. Wir werden später genauer auf die einzelnen Aspekte der Atemtechnik (»Ozeanische Atmung«) eingehen, auf Besonderheiten der Übungen selbst sowie auf die Techniken, den Energiefluss mittels bestimmter Schlüsselpunkte im Körper (»Bandhas«) zu lenken und zu kontrollieren.

Von außerordentlicher Bedeutung ist die durch das Power Yoga im Körper entstehende Hitze. Durch sie wirkt das Training wie eine Entgiftungstherapie. Die Dynamik der fließenden Bewegungen im Wechsel mit unter statischer Muskelanspannung gehaltenen Positionen steigert die Blutzirkulation und die Körpertemperatur in hohem Maße, sodass Gifte und Stoffwechselschlacken gelöst und abtransportiert werden können. Die Wärme unterstützt die Lockerung und Dehnung der Muskulatur und regt den gesamten Stoffwechsel an.

Power Yoga entfaltet seine ganze Wirkung, indem die Atmung, fließende Bewegungen und gehaltene Positionen in Einklang gebracht werden. Diese Koordination fördert die Konzentration und wirkt sich wohltuend auf die Nerven aus. Das Resultat sind geistige Stärke, Klarheit und Gelassenheit.

Bevor wir im Einzelnen auf die Wirkung der verschiedenen Power Yoga-Übungen eingehen, möchten wir uns kurz der Herkunft des Power Yoga zuwenden.

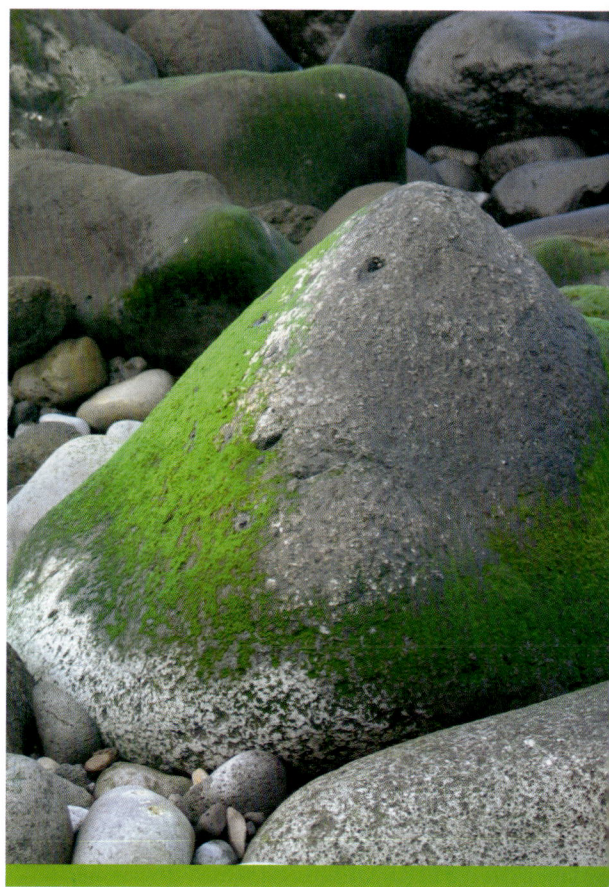

WOHER KOMMT POWER YOGA?

Power Yoga, das nunmehr auch in Deutschland Fuß gefasst hat, entstand zu Beginn der 90er-Jahre in Amerika und zielte darauf, körperliche wie geistige Stärke zu fördern.

Die Wurzeln der neuen Yoga-Art liegen in der indischen Asthanga-Tradition, die Tausende von Jahren alt ist und Ende der 70er-Jahre in den USA bekannt wurde. Der »moderne Vater« des klassischen Asthanga-Yoga war Pattabhi Jois (1915–2009). Er galt im Ashtanga Yoga als höchste Autorität weltweit.

Viele Power Yoga-Lehrer in den USA waren früher Schüler von Pattabhi Jois und haben dann ihren eigenen Weg verfolgt. Sie lösten sich von der »Urform« des Ashtanga und kreierten Yoga-Variationen, die unter anderem das klassische Yoga-Programm verkürzen und somit einfacher in den Tagesablauf integriert werden können. Auch wurde mit den neuen Trainingsansätzen versucht, Übungssequenzen an individuelle Bedürfnisse des Körpers anzupassen. Dies hatte zur Folge, dass Power Yoga ein »Training für viele« wurde.

DIE PHILOSOPHIE DES KLASSISCHEN YOGA

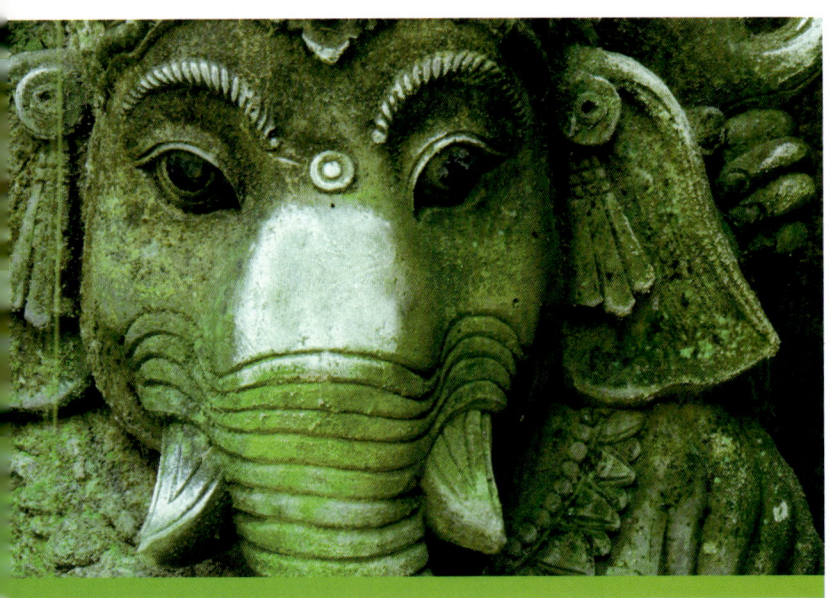

Ashtanga (»achtfacher Pfad«) knüpft an die Systematisierung des Yoga durch den großen indischen Philosophen Patanjali an, der das Yoga-Sutra verfasste. Der »achtfache Pfad« ist im Yoga-Sutra bereits enthalten und gibt an, was jeder Einzelne zur Verwirklichung seines Selbst beitragen kann. Mit Selbstverwirklichung ist nicht die Stärkung des »Ich« durch die Betonung von selbstbezogenen Wünschen und Begierden gemeint, sondern vielmehr eine Orientierung an Höherem, an dem das bloß Subjektive Überschreitende.

Der »achtfache Pfad« beschreibt Verhaltensweisen, die positiv wirken, sich gegenseitig unterstützen und das Selbst stärken. Die acht Stufen des Pfades sind:

- Yama   (Verhalten nach außen, z. B. Gewaltlosigkeit)

- Niyama   (Verhalten nach innen, z. B. Disziplin)

- Asana   (Körperübungen, um Blockaden und Widerstände zu lösen, um die Seele zu öffnen und Entspanntheit zu erreichen)

- Pranayama   (Atemübungen zur Sammlung von Lebensenergie)

- Phratyahara   (Kontrolle der Sinne, Ausrichtung des Geistes auf das Selbst)

- Dharana   (Konzentration, Ausrichtung des Geistes auf einen Betrachtungsgegenstand/ein Objekt)

- Dhyana   (Meditation, Herstellen einer Verbindung zwischen dem Selbst und dem Objekt)

- Samadhi   (Kontemplation, Eintauchen und Einswerden mit dem Objekt, reines Sein)

Auf dem Weg zur Selbstfindung gibt es nach dem Yoga-Sutra neun Hindernisse auf dem »achtfachen Pfad«:

- Krankheit
- Trägheit
- Zweifel
- Hast und Ungeduld
- Resignation
- Ablenkung
- Unwissenheit und Selbstüberschätzung
- Unfähigkeit, einen neuen Schritt zu machen
- das Erreichte nicht bewahren können

Diese Hindernisse schaffen Unzufriedenheit, verursachen negative Voreinstellungen, körperliches Unbehagen und Unregelmäßig-keiten in der Atmung und führen so zu negativen seelischen und körperlichen Zuständen.

Das Power Yoga schöpft aus den Erkennt-nissen des klassischen Yoga und bietet ein modernes Trainingsprogramm nicht nur für den Körper, sondern auch zur Persönlich-keitsentwicklung. Es ist eine hervorragende Methode, Gesundheit und Wohlbefinden zu fördern, indem es die Hindernisse auf dem Weg zu einem starken Selbst beseitigt.

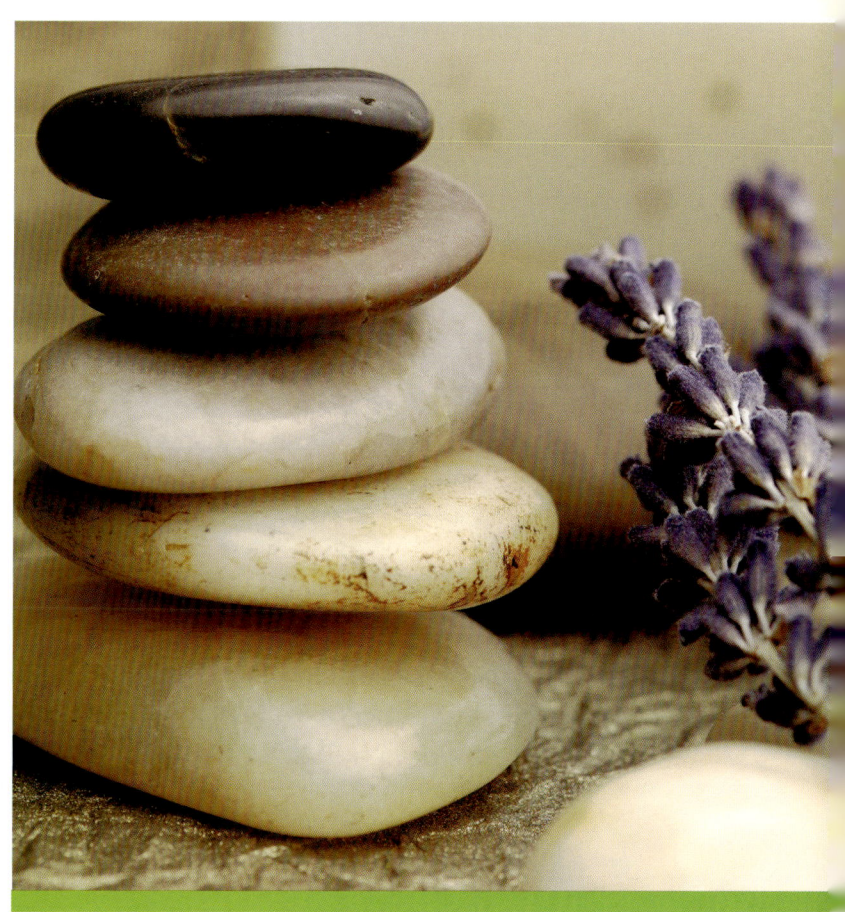

FREI FLIESSENDE ENERGIE

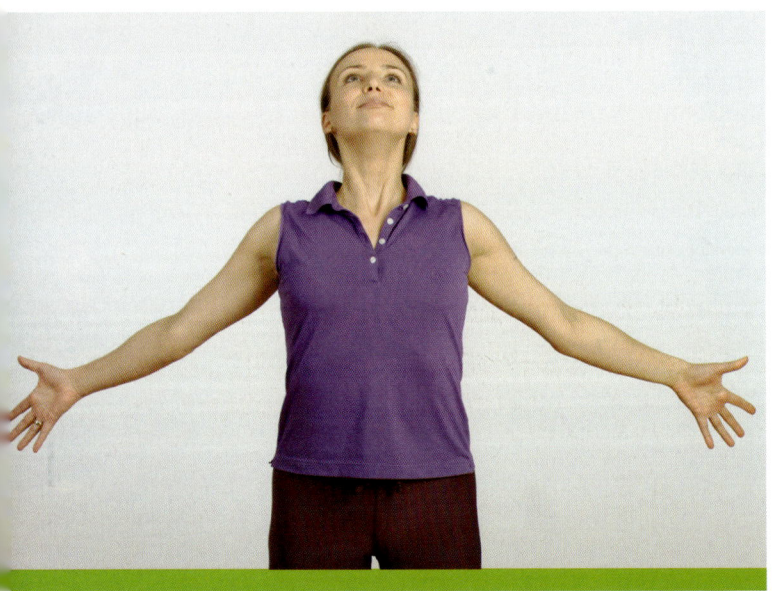

Positives inneres »Energiemanagement« wird für den Einzelnen immer wichtiger. Um die Reize, die auf uns einströmen, zu verarbeiten und konstruktiv mit uns, unseren Mitmenschen und unserer Umwelt umzugehen, benötigen wir Methoden, die unsere Wachheit und Präsenz fördern.

Durch Power Yoga wird der Körper als Kraft- und Inspirationsquelle erlebt. Power Yoga ist ideal dafür, das eigene Potenzial freizusetzen, also den Schlüssel zu Glück und Erfolg, zur Erfüllung von Lebenszielen und -träumen zu finden. Wenn Ihre Energie frei fließt, sind Sie auf dem besten Weg dazu. Power Yoga setzt genau hier an, indem es Energieblockaden löst und Körper wie Geist energetisiert.

Wenn Energie frei fließen kann, ist ein idealer Seinszustand erreicht, man fühlt sich gesund und lebendig, ist »bei sich« und hat das Gefühl, selbstbewusst, aus seinen Ressourcen schöpfend zu handeln. Jeder erfährt dann seinen Körper gänzlich neu und betritt geistiges Neuland. Beim Power Yoga führen nicht erst lange Übungsjahre zu solchen Seins- und Selbsterfahrungen, sondern schon bei den ersten Übungssequenzen lösen sich Energiestaus, und man beginnt, sich »ganz« zu fühlen.

VERJÜNGT DURCH POWER YOGA

»Ein Geheimnis vollkommener Gesundheit ist,
dass wir uns dafür entscheiden müssen.«

D. CHOPRA

Träumen Sie auch den alten Menschheitstraum von ewiger Jugend und Schönheit? Alterungsprozesse sind zwar nicht aufzuhalten, aber man kann sehr viel für Ausstrahlung und Vitalität tun.

Es ist erstaunlich, über wie viel Energie Menschen verfügen, die regelmäßig Power Yoga praktizieren: Sie wirken jugendlich, haben klare, strahlende Augen, ihre Haltung ist aufrecht und die Haut frisch und rosig. Sie sind auch in schwierigen Zeiten noch voller Elan und kennen keine depressiven Verstimmungen. Ihre Frustrationstoleranz scheint einfach höher zu sein.

Wie ist es möglich, dass ein körperliches Training so stark und umfassend auf den Menschen wirkt?

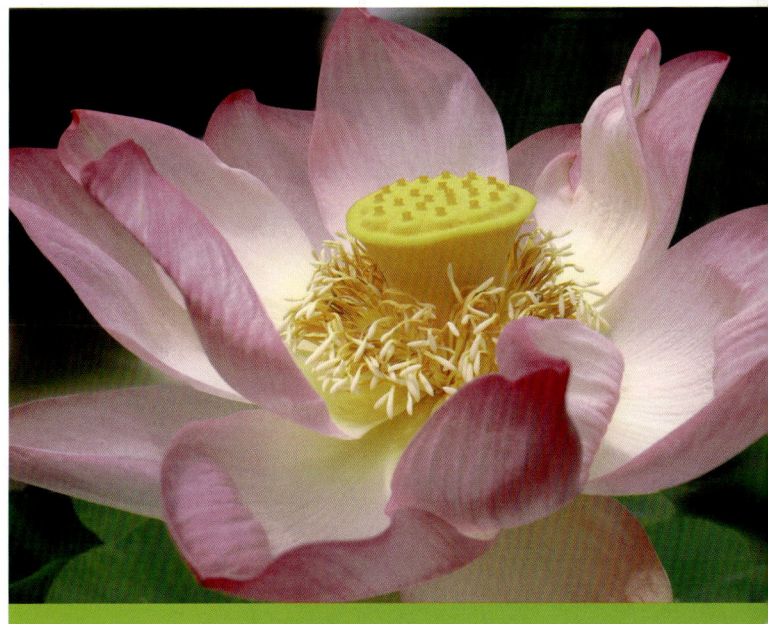

Tatsächlich wird der Atem als der wichtigste Aspekt von Yoga betrachtet. Auch beim Power Yoga ist es die besondere Atmung, durch die sich die ganze Wirkung des Trainings entfaltet. Oft genügt es schon, nur eine Sequenz zu üben und dabei intensiv zu atmen, um sich spürbar verjüngt zu fühlen.

Beim Power Yoga werden die Organe durch die Bewegung »massiert« und durch die angekurbelte Durchblutung die Versorgung mit Sauerstoff erhöht, die Nerven reagieren sensibler auf Reize, die Wirbelsäule wird elastisch und die Muskeln werden gestärkt.

Power Yoga kann eine regelrechte Prophylaxe gegen Alterungsprozesse sein! Ein altes Sprichwort besagt: »Die Freude am Leben hört nicht auf, wenn man alt ist. Vielmehr ist man alt, wenn die Freude am Leben aufhört.«

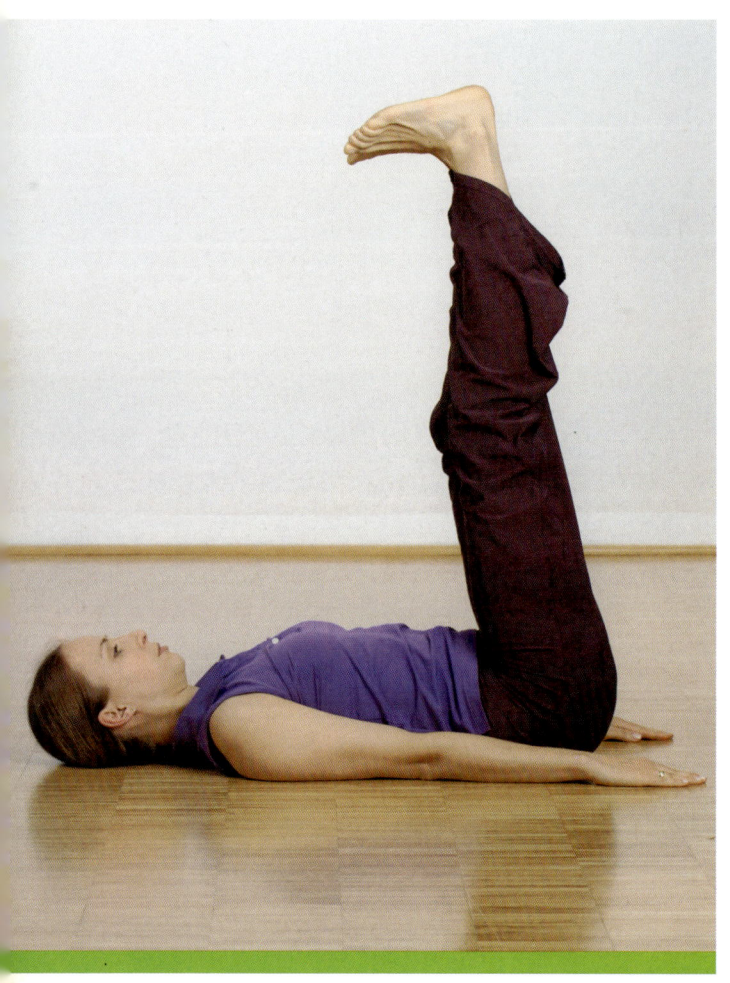

Es ist falsch zu glauben, dass Erkrankungen wie Osteoporose oder Arthritis und die damit verbundenen Gelenkschmerzen, dass Schlafstörungen oder eine größere Anfälligkeit für Infektionen, dass ein Herzinfarktrisiko, Kreislaufstörungen und Demenz-Prozesse zwangsläufig mit dem Altern einhergehen. Wir sollten diese Vorstellung über Bord werfen und versuchen, uns neu auf ein »junges Alter« zu programmieren. Altern beginnt im Kopf. Wenn wir unsere Einstellung ändern und bereit sind, in uns und unseren Körper zu investieren, indem wir ab heute etwas für uns tun, werden wir wahrscheinlich im Alter nicht nur glücklicher, sondern auch weniger pflegebedürftig sein. Power Yoga ist eine Therapie, die ohne Ärzte und Medikamente auskommt. Wenn das Training mit einer gesunden Ernährung kombiniert wird, ist es optimal dafür geeignet, Sie jung und gesund zu erhalten und mit einem starken Immunsystem auszurüsten.

HITZE UND KRAFT

»Das alte ABC des Erfolgs lautet:
Können, Neuanfänge und Mut.«

C. LUCKMAN

Beim Power Yoga ist die Verbindung zwischen Bewegungsfluss und kontrollierter Atemtechnik einzigartig. Es wird eine Wärme erzeugt, die während des ganzen Übungsverlaufs im Körper zirkuliert, ihn entgiftet und den Geist reinigt – schon im klassischen Ashtanga Yoga wird die Entgiftung als Voraussetzung für körperliches und seelisches Gleichgewicht angesehen.

Die Hitze sorgt neben der Entgiftung für eine erhöhte Stoffwechseltätigkeit, neben einer besseren Versorgung mit Sauerstoff können auch Vitalstoffe wie Mineralien und Vitamine besser aufgenommen werden. Die Wärme macht das Bindegewebe geschmeidig, die Muskeln werden weicher und besser trainierbar. Dadurch werden Sie körperlich, aber auch geistig flexibler. Sie beginnen sich Ihrer körperlichen Kapazitäten bewusst zu werden, was den Aufbau von Kraft begünstigt. Mehr Kraft führt wiederum zu mehr Entschlossenheit, und das wirkt sich günstig auf die geistige Verfassung insgesamt aus.

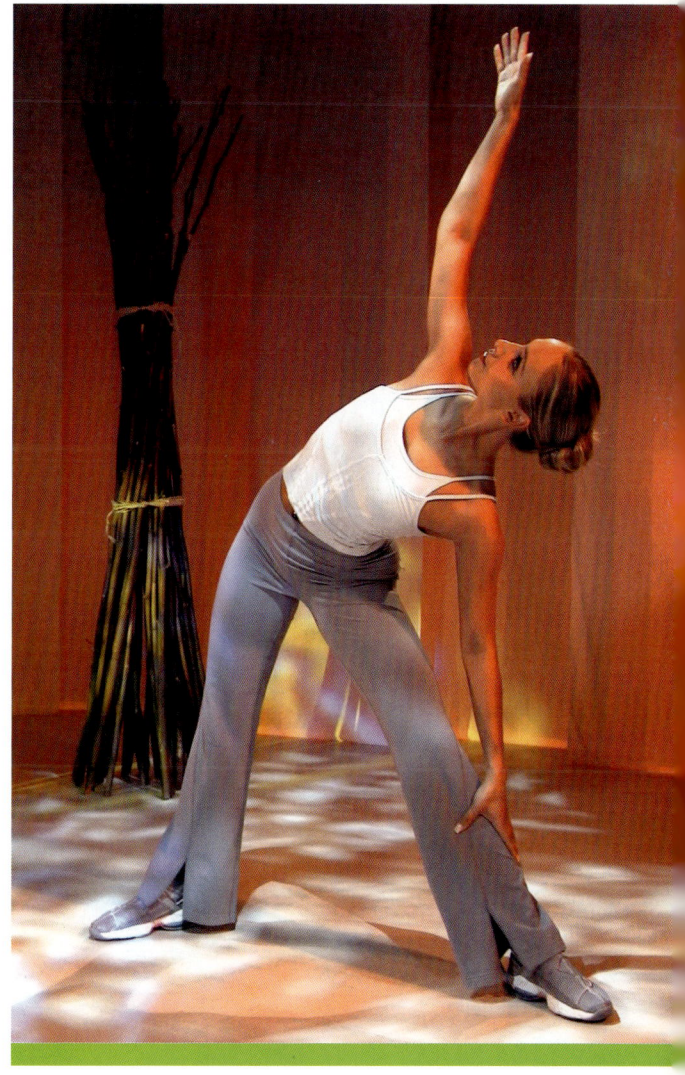

Kraft entsteht im Power Yoga durch die Stärkung der Muskulatur mittels

- statischer Muskelkontraktionen
  (Anspannung von Muskeln in der Ruhestellung),
- des Stemmens des eigenen Körpers und
- der Vergrößerung des Lungenvolumens,
  was zu mehr Ausdauer führt.

Neben dem Aufbau von Kraft dehnt Power Yoga den Körper, schont dabei jedoch Gelenke und Muskeln. Von Sportmedizinern wissen wir, dass für Muskeldehnungen Aufwärmübungen notwendig sind. Nur so kann das Risiko, sich zu verletzen, minimiert werden. Durch die Wärmeentwicklung beim Power Yoga erfolgt eine effektive Muskeldehnung ohne Verletzungsgefahr.

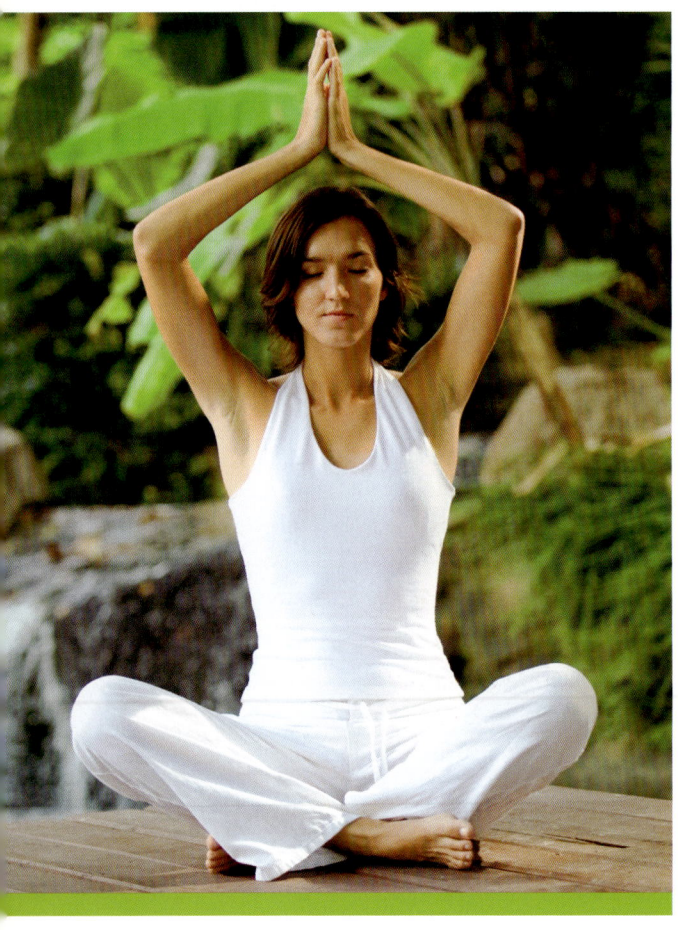

Power Yoga kann Sport- und Fitness-Programme wunderbar ergänzen oder ersetzen. In den USA ist Power Yoga bei Sportlern seit einigen Jahren als Training sehr beliebt und wird auch von Leistungssportlern in Europa immer häufiger praktiziert, da es einseitige Beanspruchungen des Körpers ausbalanciert und Muskelverhärtungen aufweicht.

POWER YOGA UND KONZENTRATION

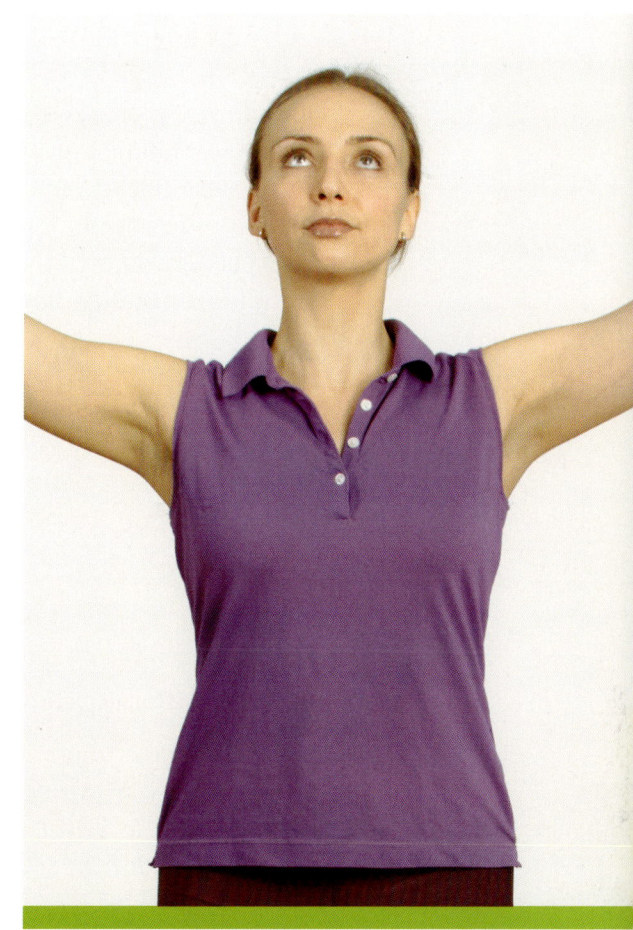

Das Fließen der Energie und die Entwicklung der Hitze werden im Power Yoga ohne Konzentration nicht erreicht. Konzentration bedeutet hier Achtsamkeit, Selbstwahrnehmung, eine Fokussierung auf die Körpervorgänge. Sie stimuliert die Funktionen des vegetativen Nervensystems, den Herzrhythmus, die Muskeltätigkeit u. a. m. Sie intensiviert die Selbstwahrnehmung und aktiviert die Selbstheilungskräfte des Körpers. Konzentration wird im Power Yoga durch bewusstes Atmen herbeigeführt.

Meditationstechniken, die dem Meditierenden keinen verbalen Anker (ein sogenanntes Mantra, wie etwa die Silbe »Om«) geben, an dem sich der Geist festhalten kann, erschweren es anfangs, »leer« zu werden und sich zu entspannen. Die Konzentration auf das »Nichts« braucht einen solchen Anker. Das ist im Power Yoga die Atmung.

Je besser Sie die Übungsabläufe beherrschen, in den gehaltenen Positionen Muskelpartien kontrahieren und die Bandhas (vgl. nächstes Kapitel) anspannen können, um die Hitze aufrechtzuerhalten, desto gleichmäßiger werden Sie Ihre Konzentration auf Ihren Atem und Ihren Körper verteilen können. Doch dazu müssen Sie trainieren – und eben auch üben, sich zu konzentrieren.

Die Wirksamkeit des Power Yoga entfaltet sich dann, wenn Atmung, Bewegung und statische Muskelanspannung perfekt zusammenspielen.
Durch die vermehrte Sauerstoffaufnahme beim bewussten Atmen wird der Kopf klar. Durch das Zusammenspiel von Atmung und Bewegung werden Sie innerlich ruhig, sind aber dennoch geistig hellwach! Sie dürfen nicht erwarten, dass sich diese Wirkung gleich zu Anfang einstellt, wenn Sie noch zu sehr damit beschäftigt sind, die Einzelelemente der Übungsabläufe zu koordinieren. Bis sie sich entfaltet, braucht es ein bisschen Zeit.
Wenn Sie Power Yoga so weit erlernt haben, dass diese Wirkung sich einstellt, werden Sie eine Schwelle übertreten: Es wird so sein, als hätten Sie einen Gipfel erklommen und würden eine weite, wunderschöne Landschaft überschauen.

DAS OZEANISCHE ATMEN UND DIE BANDHAS

Die Atmung ist für den Menschen von einer Bedeutung, die weit über das Biologische hinausreicht. Sie ist nicht nur für die Gesundheit essenziell, sondern verbindet uns mit der Außenwelt, mit unseren Mitmenschen und mit jeder einzelnen Zelle in unserem Körper. Bewusstes Atmen sensibilisiert für den eigenen Körper. Es regt die Sinne an und stimuliert wichtige Körperfunktionen.

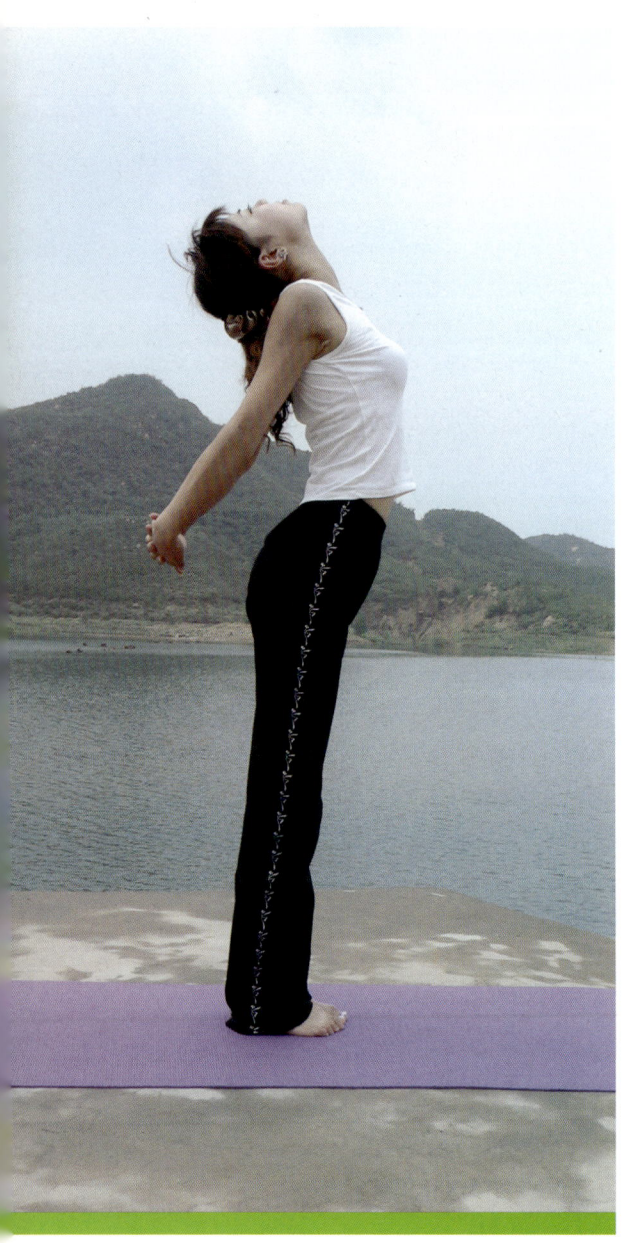

Wenn wir den eigenen Atem wahrnehmen, erhöht sich der Grad unserer Bewusstheit.

Tiefe Atmung klärt die Gedanken, beruhigt die Nerven und versorgt den Körper mit Energie. Sie wirkt positiv auf die Energiezentren des Körpers, auf die sogenannten Chakren. Wenn diese Energiezonen direkt angesprochen werden, kommen wir in Kontakt mit unserer Mitte, wir spüren uns und können unsere kreativen Fähigkeiten besser identifizieren. Wir nehmen Körper, Geist und Seele als eine Einheit wahr.

Der Atem ist mit Prana verbunden. Wir nehmen Prana mit dem Einatmen auf. In der Yoga-Philosophie ist Prana die Lebenskraft schlechthin, die »Gesamtenergie, die in einem menschlichen Wesen vorhanden ist … Das Fehlen von Prana führt zum Tod« (A. G. Mohan). Prana ist für alle Lebensfunktionen entscheidend, und die richtige Atmung ist das Mittel, mit dem Prana gesteuert und durch das mit ihm gearbeitet werden kann.

Die Atemtechnik

Bevor Sie sich der Atemtechnik im Power Yoga zuwenden, sollten Sie sich mit der tiefen Atmung vertraut machen:

- Beobachten Sie, wie sich die Bauchdecke während des tiefen Ein und Ausatmens hebt und senkt.

- Schließen Sie den Mund und atmen Sie durch die Nase ein und aus.

Es erfordert etwas Mühe, diese Atmung durchzuführen, da für das Einatmen viel Energie benötigt wird. Sie ermöglicht Ihnen aber, mit Ihren Gefühlen in Kontakt zu kommen! Eine andere Atemtechnik unterstützt die Entgiftung des Körpers. Wenn Sie diese beherrschen, können Sie tief einatmen, ohne sich dabei anzustrengen. Diese Atmung ist eine Vorbereitung auf das Ozeanische Atmen:

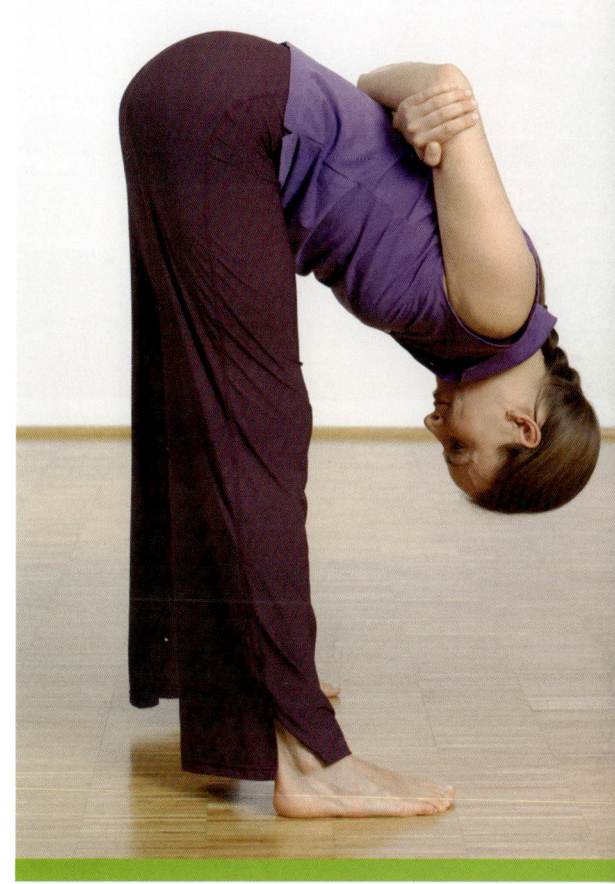

■ Stoßen Sie beim Ausatmen so viel Luft wie möglich aus der Lunge aus. Beobachten Sie dabei die Bewegung des Zwerchfells, wenn Sie den Bauch einziehen und sanfter Druck auf den unteren Bereich des Brustkorbs und die Unterleibsorgane erzeugt wird. Die Luft strömt nun aus der Lunge. Entspannen Sie anschließend die Muskeln. Die Lunge wird sich danach wie von selbst wieder mit Luft füllen.

Diese Atemtechnik stärkt das Zwerchfell. Wenn Sie sie eine Weile geübt haben, sind Sie auf das Ozeanische Atmen vorbereitet.

Den Begriff »Ozeanisches Atmen« haben wir selbst geprägt. Es wird im Ashtanga Yoga »Ujjayi« genannt. Das Geräusch, das bei dieser Art zu Atmen erzeugt wird, erinnert an Wellen, die am Strand brechen und wieder in den Ozean zurückfließen.

Im Power Yoga wird ausschließlich durch die Nase geatmet. Der Mund bleibt während der gesamten Übungsphase geschlossen, sodass keine Energie verlorengeht. Der hintere Rachenbereich wird ein wenig zusammengezogen bzw. der Hals verengt. Der Atem fließt so hörbar über die Stimmbänder. Durch die Halsverengung wird der Atem intensiv erlebbar. Unregelmäßigkeiten in der Atmung können durch das akustische Feedback (den entstehenden Ton) wahrgenommen und sofort korrigiert werden.

Üben Sie das Ozeanische Atmen so lange, bis Sie Ihren natürlichen Rhythmus finden. Seien Sie geduldig mit sich – der Einsatz lohnt! Versuchen Sie, »ozeanisch« zu atmen, und bereiten Sie sich so schon jetzt auf die Übungen des Power Yoga vor.

Bandhas und die Verfeinerung der Atmung

Die Verknüpfung der Atemtechnik des Power Yoga mit dem Gebrauch der Bandhas erfordert noch etwas mehr Zeit.

Bandhas sind Sperren, die durch Muskelanspannung entstehen. Durch sie lassen sich Atmung und Energiefluss im Körper lenken. Die Bandhas erhöhen die Wirkkraft der Atmung beim Power Yoga.
Sie spielen im Power Yoga eine große Rolle, weil sie im Körper Wärme erzeugen und damit die Reinigungsvorgänge unterstützen.
Durch Atemübungen können die Schlacken im Körper leichter abgebaut werden – die Bandhas intensivieren diesen Vorgang, indem man mit ihnen den Atem dorthin lenkt, wo Verschlackungen oder Verspannungen festsitzen.

Im Power Yoga werden aktiv zwei Bandhas genutzt, das »Uddyana Bandha« und das »Mula Bandha«:

Uddyana Bandha

Beim Ausatmen wird zunächst der Nabel in Richtung Wirbelsäule gezogen. Unmittelbar vor dem nächsten Einatmen wird der Nabel weiter ein- und hochgezogen, wodurch das Zwerchfell sowie der Unterbauch angehoben werden. Die Bauchmuskeln und das Zwerchfell stoßen aneinander und stärken sich dabei gegenseitig.
Wenn Sie das Uddayana Bandha wieder lösen, entspannen sich Oberbauch und Zwerchfell. Die Muskelanspannung im Unterbauch wird dagegen aufrechterhalten. Daraus ergibt sich automatisch das Mula Bandha.

Mula Bandha

Wenn die Muskeln durch das Uddayana Bandha unterhalb des Nabels zusammengezogen sind, während die Bauchmuskeln oberhalb des Nabels locker bleiben, aktivieren Sie das Mula Bandha, indem Sie den Damm nach oben ziehen. Das Mula Bandha wirkt im Bereich des Beckenbodens.

Üben Sie die Bandhas gleich von Anfang an richtig! Es braucht Zeit, bis Sie die subtile Technik beherrschen. Doch vergessen Sie nicht: Schon der Weg ist das Ziel!

POWER YOGA-ÜBUNGSZEITEN

MORGENS

Am Morgen bietet sich für Power Yoga die Zeit unmittelbar nach dem Aufstehen bzw. vor dem Frühstück an. Zwar sind Sie frühmorgens vielleicht noch ein bisschen ungelenkig, aber das wird sich mit der Zeit geben. Power Yoga kann Ihnen einen richtigen Energieschub für den Tag geben, Sie kommen in Schwung und gehen alles mit Kraft und Gelassenheit an.

IN DER MITTAGSPAUSE

In der Arbeitspause am Mittag wirkt Power Yoga entspannend und ausgleichend und ist gleichzeitig ein richtiger Fitmacher. In Amerika wird es den Mitarbeitern schon von vielen Unternehmen angeboten. Wenn Sie die Möglichkeit haben, suchen Sie sich einen ruhigen Ort, an dem Sie üben können. Schon eine kurze Übungssequenz wird Sie erfrischen. Steigern Sie die Wirkung, indem Sie die Relaxphase am Ende des Programms verlängern!

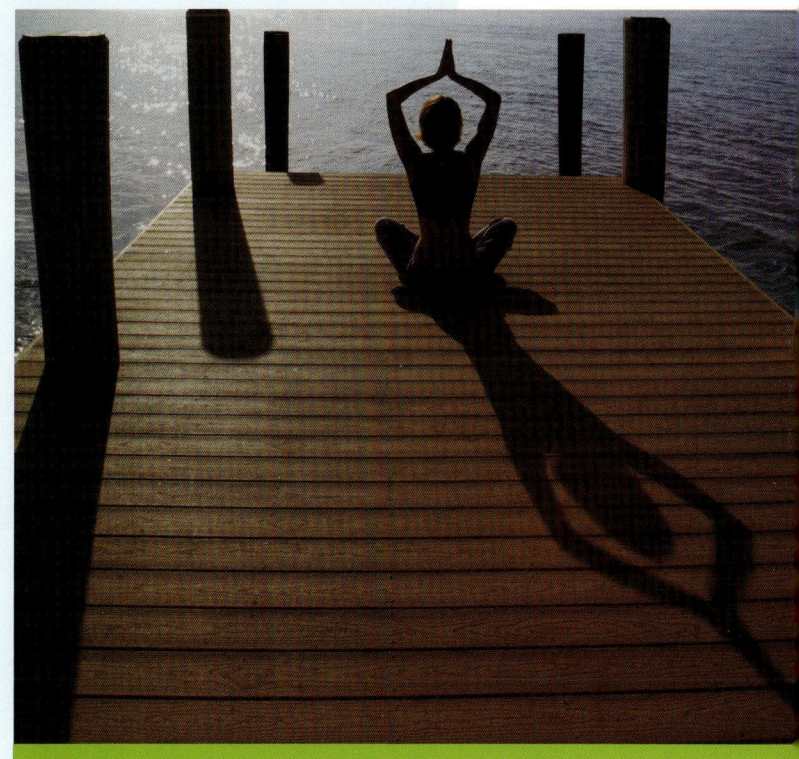

NACHMITTAGS ODER AM ABEND

Am Nachmittag oder Abend kann Power Yoga hervorragend dabei helfen, Stress abzubauen. Die Übungen bringen Ihnen Konzentration zurück und steigern Ihre Wachheit auch für die kostbaren privaten Stunden zu Hause.

Der Zeitplan

Das Power Yoga-Trainingsprogramm sieht vor, dass Sie und Ihre individuellen Bedürfnisse hinsichtlich der Zeitplanung berücksichtigt werden.

Hier sind einige Vorschläge, wie Sie das Programm gestalten können:

1. Dauer: 5–10 Minuten.
   Übungen: Sonnengruß I und II, jeweils 3-mal ausführen.
   Vorteil: Der Sonnengruß ist ein komplettes, in sich abgeschlossenes Workout. Sie erfahren eine Erfrischung, werden elastischer und haben alle Muskeln im Körper aktiviert.
   Nachteil: Keiner.

2. Dauer: 10–15 Minuten.
   Übungen: Sonnengruß I und II, jeweils 5-mal ausführen.
   Vorteil: Erfrischung für den gesamten Körper, Ausdauer und Kraft werden gefördert.
   Nachteil: Keiner.

3. Dauer: 15–20 Minuten.
   Übungen: Sonnengruß I und II, jeweils 3-mal.
   Alle Standpositionen, mit mindestens drei Atemzügen in den gehaltenen Positionen und Abschlusspositionen. Anschließend 1–3 Minuten liegen.
   Vorteil: In kurzer Zeit haben Sie Kraft und Ausdauer effektiv trainiert.
   Nachteil: Ihnen fehlen die sitzenden und liegenden, integrativen Positionen – das ist nur die »halbe Miete«, aber besser als nichts!
   Die Abkühlphase ist extrem kurz.

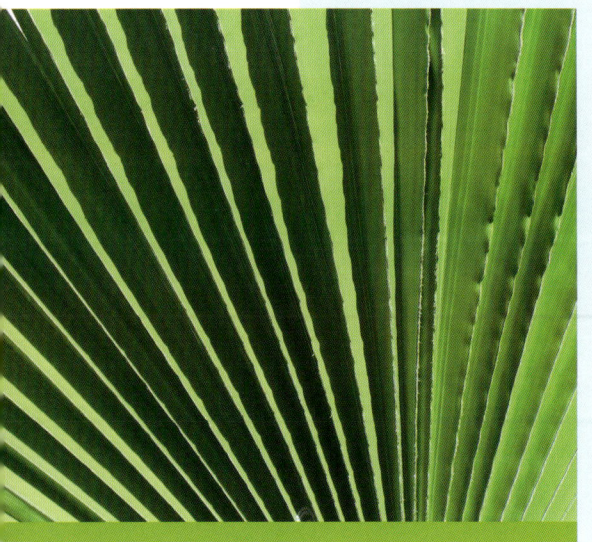

4. Dauer: 20–25 Minuten.
   Übungen: Sonnengruß I und II, jeweils 3-mal.
   Sitzende Positionen. Abschlusspositionen. Liegen.
   Vorteil: Erfrischung und Ruhe. Elastizität.
   Nachteil: Weniger Kraftaufbau und Stärke.

5. Dauer: ca. 30–60 Minuten.
   Übungen: Gesamtprogramm.
   Vorteil: Vollständiges Training mit allen
   positiven Aspekten.
   Nachteil: Keiner.

6. Dauer: Beliebig.
   Übung: Individuelle Sequenzen, die auf Ihre
   körperlichen, geistigen und seelischen Bedürf-
   nisse zugeschnitten sind.
   Vorteil: Personifiziertes Training nach den
   eigenen Bedürfnissen.
   Nachteil: Keine (bitten Sie ggf. einen
   Yogalehrer um ein Feedback, ob die
   Kombination der Übungen günstig ist).

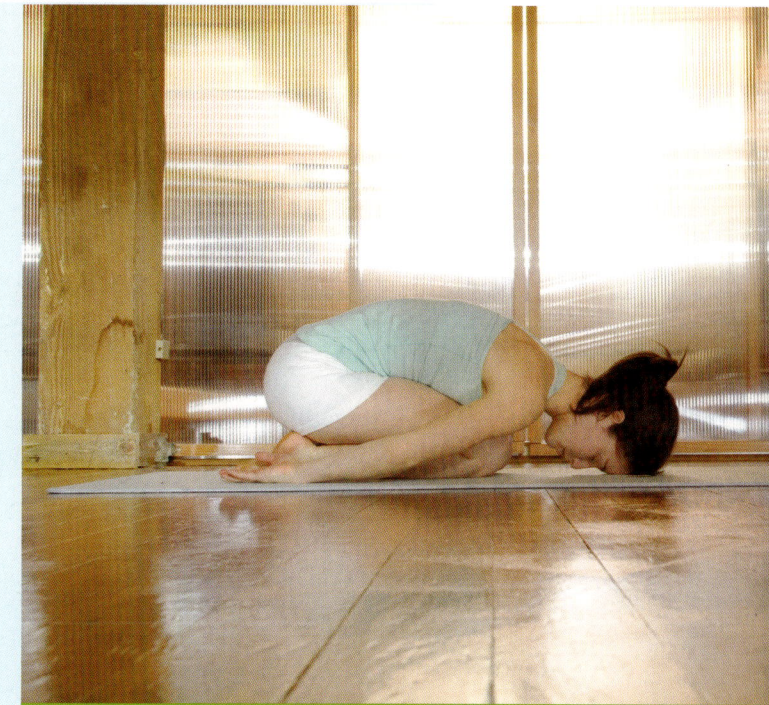

7. Dauer: Wochenendkurs.
   Übung: Power Yoga, Pranayama, Meditation.
   Vorteil: Persönliche Intensiverfahrung in und mit der Gruppe.
   Nachteil: Zeitaufwand (insgesamt ca. 10–12 Stunden).

Power Yoga wirkt wie jede andere Erfrischung: Man will auf sie nicht mehr verzichten. Doch für das Training gilt: Ohne Fleiß kein Preis! Durch Disziplin und Kontinuität werden die besten Ergebnisse erzielt. Unser Rat: Verlieben Sie sich einfach in die für das Power Yoga erforderliche Disziplin und nehmen Sie ihr so den Stachel! Nach einer Weile werden Sie merken, dass sich die anfängliche Selbstverpflichtung zum Trainieren in den Wunsch verwandelt hat, endlich wieder üben zu dürfen!
Wenn Sie die Atemtechnik und die Übungen beherrschen, können Sie auch mit Musik trainieren, sofern Ihre Konzentrationsfähigkeit dadurch nicht gestört wird.

POWER YOGA-GRUNDSÄTZE AUF EINEN BLICK

Damit Power Yoga überhaupt richtig wirken kann und Sie von dessen Vorteilen rasch profitieren, sollte man die folgenden Grundsätze für die Übungspraxis im Sinn behalten:

- Richtige Entspannung: Vor und nach dem Üben soll das Bewusstsein auf die Atmung gelenkt werden, und die Gedanken sollen ungehindert »fließen«.

- Richtige Übungen: Es gibt für jede Befindlichkeit eine hilfreiche Übung. Optimal ist es, wenn man immer zur selben Tageszeit übt, am besten 3-mal in der Woche oder, wer kann und möchte, sogar täglich.

- Richtige Atmung: Bei den meisten Übungen bzw. Asanas wird tief in den Bauch geatmet. Durch die Konzentration auf die richtige Atmung wird der Kopf von störenden Gedanken befreit, und man kann sich besser auf die Übungen konzentrieren.

- Richtige Ernährung: Im Idealfall ernährt man sich vollwertig bzw. vegetarisch. Der Verzicht auf Fleisch und andere tierische Eiweiße hilft, die Beweglichkeit zu erhalten.

- Richtiges Denken und Meditation: Positives Denken ist allgemein sehr wichtig für einen gesunden Körper und Geist. Meditieren hilft beim Abschalten, man sammelt dabei wieder Kraft für die Anforderungen des Alltags.

VOR DEM START

- Bevor Sie mit dem Power Yoga-Training beginnen, sollten Sie mit Ihrem Arzt sprechen, insbesondere

  - wenn eine Schwangerschaft besteht,
  - nach operativen Eingriffen,
  - nach schweren Krankheiten,
  - bei Rückenverletzungen,
  - bei Bluthochdruck,
  - bei Schwächegefühlen,
  - bei chronischen Krankheiten.

- Üben Sie Power Yoga immer barfuß, damit die Zehen guten Halt haben und der Fuß die Unterlage spürt (der Gebrauch einer dünnen Yoga-Matte hat sich bewährt).

- Achten Sie auf die gleichmäßige Belastung der Füße und eine gerade Wirbelsäule!

- Der Übungsraum sollte eine angenehme Temperatur haben und gut gelüftet sein.

- Beginnen Sie langsam mit den Übungen! Nehmen Sie sich nicht zu viel vor, sondern gehen Sie mit dem Programm Stück für Stück weiter, bis Sie die einzelnen Übungsserien beherrschen und mit dem Atem koordinieren können!

- Vertrauen Sie Ihrem Gefühl und bleiben Sie mit Ihrem Körper »in Kontakt«. Dann werden Sie die für Sie richtige Übungsintensität finden.

- Haben Sie Geduld mit sich und überfordern Sie sich nicht! So werden Sie die Übungen einfühlsamer, schonender und im Einklang mit Ihren körperlichen Bedürfnissen praktizieren.

- Vergleichen Sie sich nicht mit anderen! Jeder hat sein eigenes Tempo. Passen Sie die Übungen Ihrem eigenen Rhythmus an.

- Dehnen Sie Ihre Muskeln nur so weit, wie es Ihnen möglich ist!

- Fehler, die sich bei Übungsbeginn einschleichen, sind später schwer zu beseitigen! Es lohnt sich, die Übungen Schritt für Schritt zu erlernen. Üben Sie jede Position so lange, bis sie sitzt, und gehen Sie das ganze Programm erst dann durch, wenn Sie auch die letzte Übung beherrschen.

- Beginnen Sie langsam. Sie können das Tempo steigern, wenn Sie die einzelnen Übungssequenzen und die Bewegungsdetails beherrschen. Finden Sie Ihren persönlichen Übungsrhythmus heraus und spielen Sie mit den Übungsgeschwindigkeiten. Je langsamer Sie die Übungen machen, desto schwieriger wird das Training, denn Sie benötigen für eine verlangsamte Atmung viel Kraft. Wenn Sie sich ausagieren wollen, dann führen Sie die Übungen schnell durch – passen Sie Ihr Tempo einfach Ihrer jeweiligen Tagesform an!

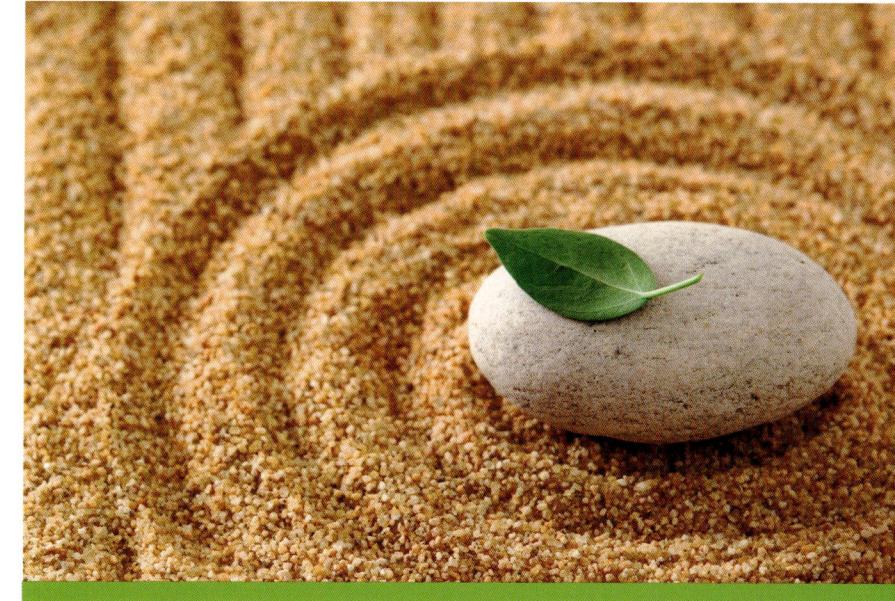

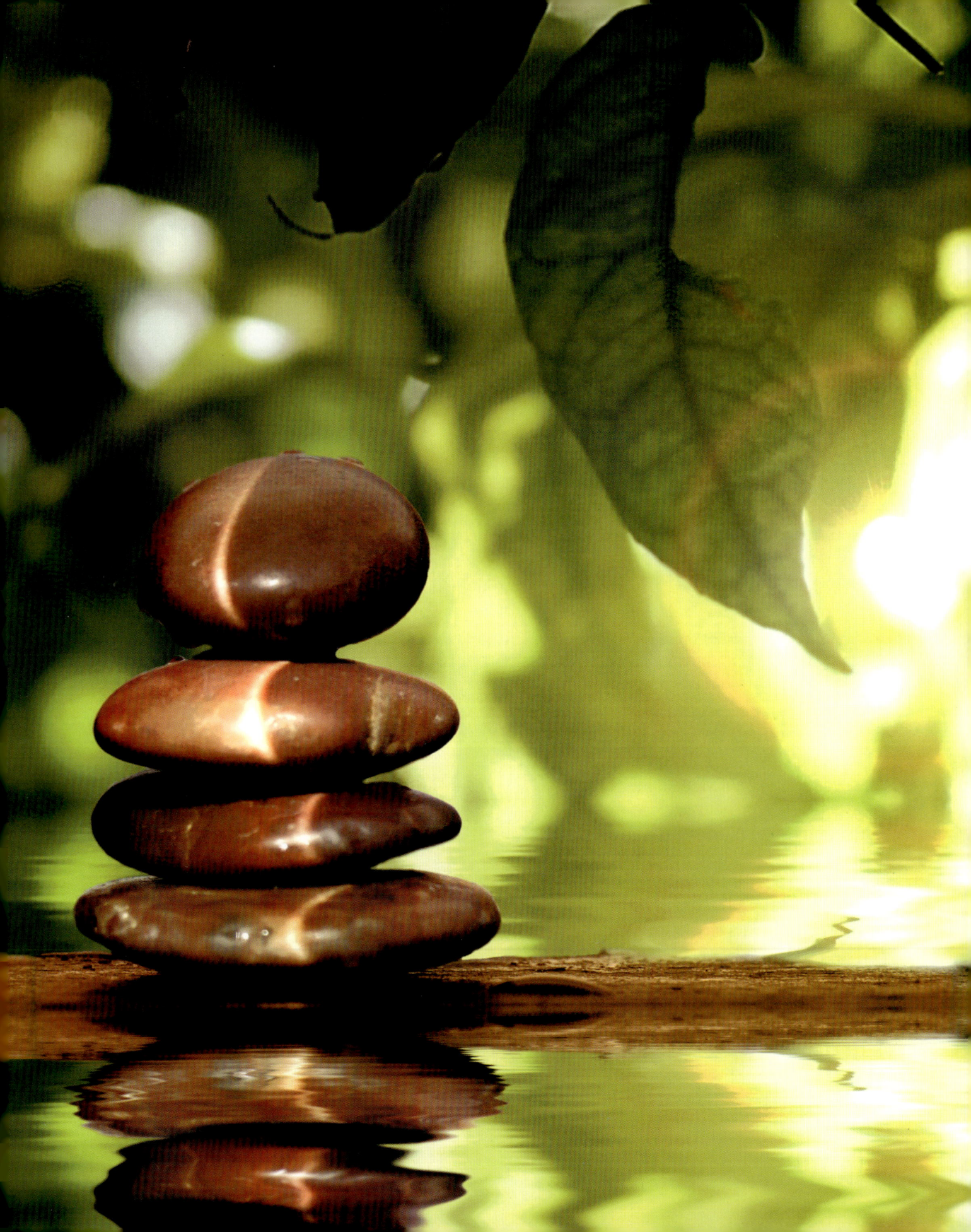

II.

WÄRME VON INNEN ENTWICKELN

Jedes erfolgreiche und ausgewogene Körpertraining beginnt mit einem Warm-up, d. h. einem Aufwärmen. Die dabei entstehende Tiefenwärme reicht bis in die Körperzellen hinein, vergrößert die Kapazitäten für die Sauerstoffaufnahme und intensiviert den Stoffwechsel. Ohne die Erwärmung des Körpers kann Energie nicht frei durch Gelenke, Muskelfasern und Organe fließen. Doch erst durch einen freien Energiestrom lösen sich Blockaden und Verspannungen im Körper.

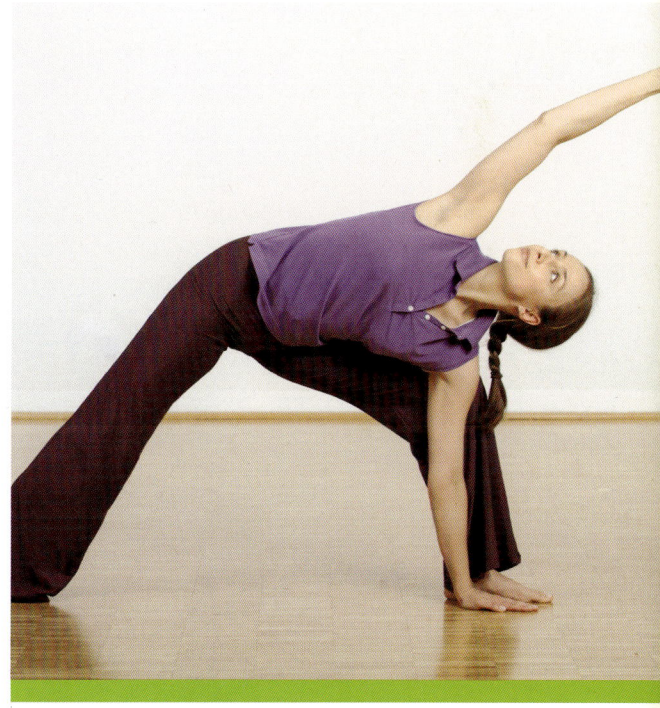

Durch ein sanftes Warm-up beginnt Energie zunächst langsam durch die Muskeln zu strömen. Die Muskulatur wird dabei nicht stark beansprucht und die Verletzungsgefahr auf diese Weise minimiert – wie oft hört man von Sportverletzungen aufgrund von zu großer Beanspruchung »kalter« Muskelpartien!

Im Power Yoga wird, um die volle Wirkung der Dehnungen in den einzelnen Positionen zu erzielen, innere Wärme durch die beiden Varianten des Sonnengrußes erzeugt. Alle Körperpartien und Muskeln werden dabei angesprochen.

Nutzen für Körper, Geist und Seele

Das Power Yoga-Warm-up bietet einen harmonischen Wechsel von Ruhe und Bewegung, da Muskelpartien abwechselnd angespannt und entspannt werden. Der Rücken wird beweglicher, Verspannungen lösen sich. Sie spüren, wie elastisch die Wirbelsäule ist. Bereits das Warm-up kräftigt den Körper und macht ihn geschmeidig, es verhilft zu körperlicher und geistiger Ausgeglichenheit.

DAUER DER ÜBUNGSSEQUENZEN

Sonnengruß I: ca. 1 Minute.

Sonnengruß II: ca. 1,5 Minuten.

Anzahl der Wiederholungen von Sonnengruß I und II: mindestens 5–10. Die Wiederholungen können jedoch beliebig, je nach Bedarf, Lust und Laune, auf 15, 20 oder mehr Folgen ausgedehnt werden.

Wer wenig Zeit hat, kann das Training nach dem Sonnengruß I und II beenden, denn schon das Warm-up ist ein komplettes, in sich abgeschlossenes Work-out!

POWER YOGA — WARM-UP

»Ich finde, Power Yoga ist das vollständigste und ausgewogenste Körpertraining für die Entwicklung von Ausdauer, Stärke und Flexibilität. Zudem ist es ein unübertroffenes therapeutisches Werkzeug für die Behandlung und Ausheilung von Sportunfällen.«
(Dr. R. D. Calvo, M.S., M.D. Präsident des Texas-Center für Sportmedizin und Orthopädie)

SONNENGRUSS I
AUSGANGSPOSITION ODER BERGSTELLUNG

Die Bergstellung ist die Anfangs- und Endposition jeder Übungssequenz des Sonnengrußes. Der Körper nimmt die Haltung eines
bewussten Geradestehens ein. Dadurch wird das Gefühl für Standfestigkeit gestärkt.

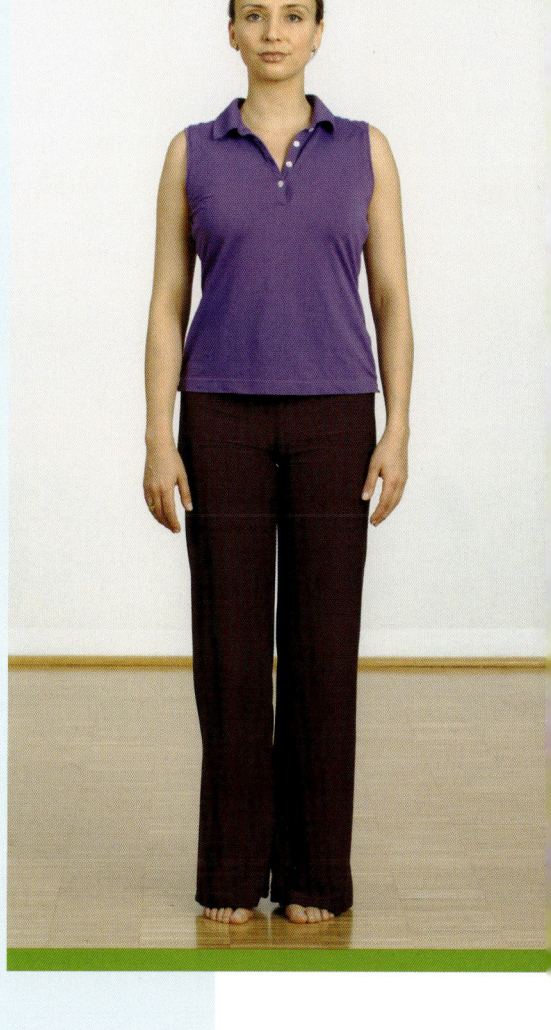

- Die Füße sind nebeneinandergestellt.

- Das Körpergewicht liegt auf den Fußballen und mittig
  auf den Fersen.

- Die Hände liegen locker an den Oberschenkeln,
  die Finger sind leicht gespannt.
  Die Schultern sind entspannt,
  die Schulterblätter ein wenig aneinandergezogen.
  Dadurch weitet sich der Brustkorb, das Atemvolumen wird größer.

- Die zwei Bandhas (Nabelregion und Beckenboden)
  sind angespannt.

- Das Becken ist leicht nach vorne »gekippt«,
  das Kinn ein wenig nach unten geneigt.

- Nacken und Rücken bilden eine Gerade.

- Konzentrieren Sie sich auf die Ozeanische Atmung.

- Nehmen Sie zehn tiefe Atemzüge.

Konzentrieren Sie sich darauf, alle beschriebenen Komponenten der Übung zu berück-
sichtigen. Machen Sie sich mit der Koordination von Atmung und Haltung vertraut.
Fahren Sie erst mit der Übungssequenz fort, wenn Sie Atmung, Bandhas und Körperhaltung bewusst koordinieren können.

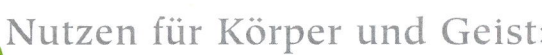

Nutzen für Körper und Geist:

Die Füße verbinden Sie mit der Kraft der Erde. Sie fühlen sich verwurzelt und spüren in Kombination mit der Atmung schon jetzt eine wohltuende Kräftigung!

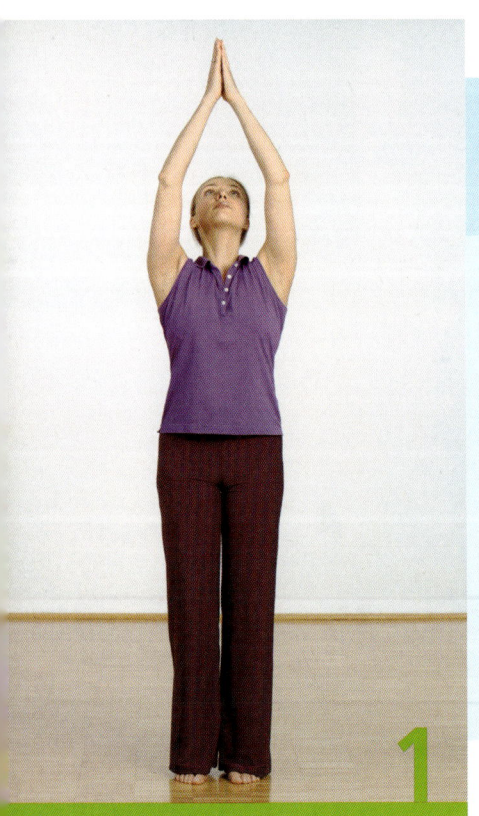

1. Asana

- Einatmen.

- Die Arme seitlich ausstrecken und nach oben führen, bis sich die Handflächen berühren.

- Der Kopf liegt leicht im Nacken (nicht zu weit zurücklegen!), der Blick weist nach oben.

- Die Oberschenkelmuskeln sind angespannt, die Kniescheiben leicht hochgezogen.

- Füße und Zehen liegen flach und entspannt auf dem Boden auf.

- Halten Sie den Rücken gerade, spüren Sie die Streckung!

2. Asana

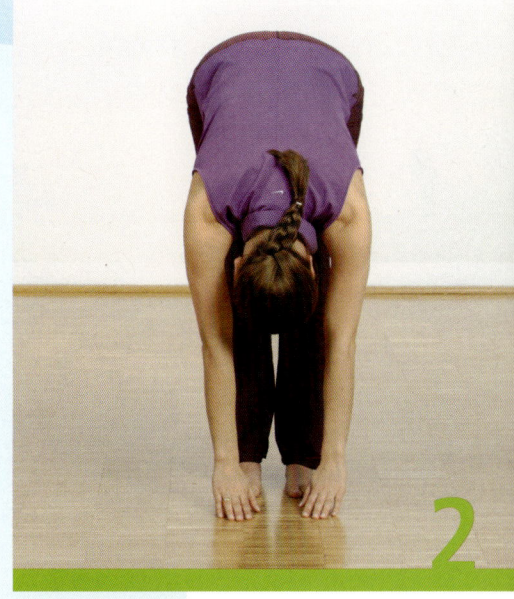

- Ausatmen.

- Die Arme bei gestreckten Beinen
  so weit wie möglich nach unten führen,
  bis die Fingerspitzen den Boden berühren
  oder, wenn möglich, die Handflächen auf dem Boden aufliegen.

- Der Kopf weist in Richtung Knie oder berührt die Knie,
  der Blick folgt der Ausrichtung des Kopfes.

TIPP: Vorsicht! Bei Knie- und Rückenproblemen die Knie leicht beugen!

3. Asana

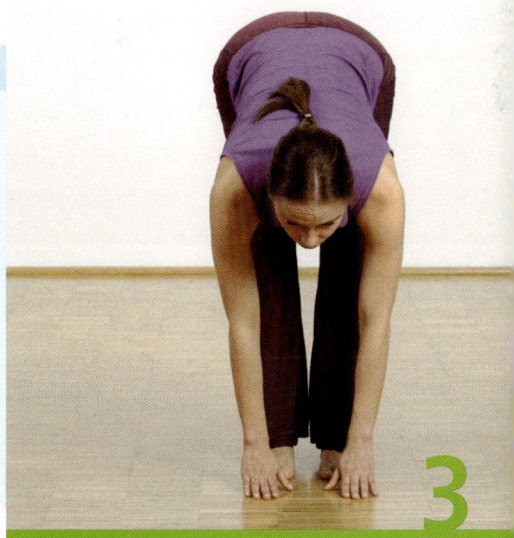

- Einatmen.

- Den Kopf leicht anheben,
  den Rücken dabei gestreckt halten.

- Die Knie bleiben, wenn möglich, gestreckt (oder leicht gebeugt).

4. Asana »Liegestütz«

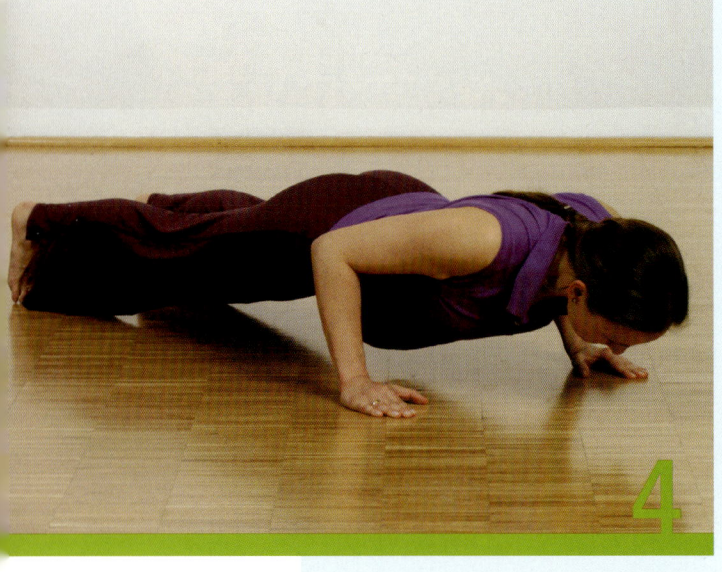

- Ausatmen.

- In den Liegestütz gehen, indem zuerst der rechte, dann der linke Fuß weit zurückgesetzt wird (Geübte können auch mit beiden Füßen gleichzeitig in den Liegestütz zurückspringen). Den Oberkörper dabei unbedingt gestrafft halten!

- Das Gesäß anspannen, das Becken nicht nachschwingen lassen! Die Ellenbogen liegen am Oberkörper an.

- Oberkörper, Becken und Beine über dem Boden »schweben« lassen (nötigenfalls mit den Knien auf dem Boden abstützen).

- Schließlich den Blick nach vorne richten.

TIPPS: Springen Sie nur in den Liegestütz zurück, wenn Sie geübt sind und keine Rückenprobleme haben! Bei Schulterschmerzen unbedingt darauf achten, den Körper nicht zwischen den Schulterblättern durchhängen zu lassen, wenn Sie in den Liegestütz gehen! Fehlt die Kraft für das Hochstemmen des Körpers, können Sie die Knie als Stütze benutzen.

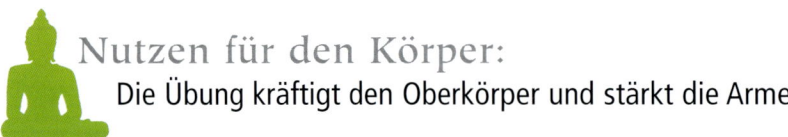

Nutzen für den Körper:
Die Übung kräftigt den Oberkörper und stärkt die Arme.

5. Asana »Aufschauender Hund«

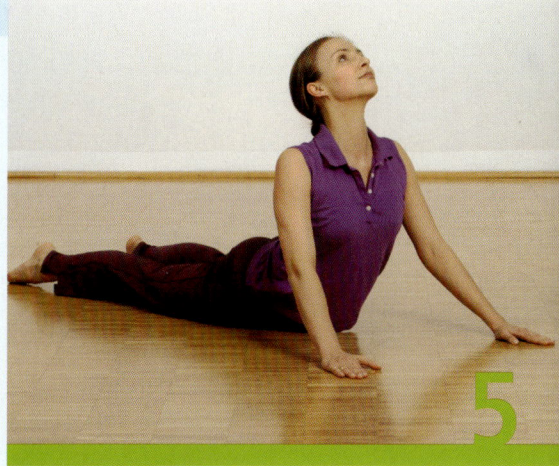

- Einatmen.

- Den Oberkörper hochstemmen und dabei »das Herz öffnen« (die Dehnung im Brustkorb wahrnehmen und die Energie durch das Herz und die gesamte Brustregion strömen lassen).

- Die Füße rollen dabei auf den Spann, die Fußsohlen zeigen nach oben.

- Die Fußspitzen strecken.

- Die Handflächen liegen gerade auf dem Boden auf.

- Legen Sie den Kopf leicht in den Nacken (nicht zu weit!).

- Das Gewicht ruht auf Händen und Fußrücken.

TIPP: Spüren Sie, wie die Brustregion gedehnt wird, und fühlen Sie bewusst Ihr Herz. Bei Rückenschmerzen sollten Sie die Beine ganz auf den Boden auflegen. Den Rücken dabei nicht durchhängen lassen!

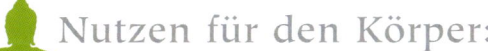

Nutzen für den Körper:
Die Brustregion wird angenehm gedehnt, Knie und Beine gestärkt.

6. Asana »Hinabschauender Hund«

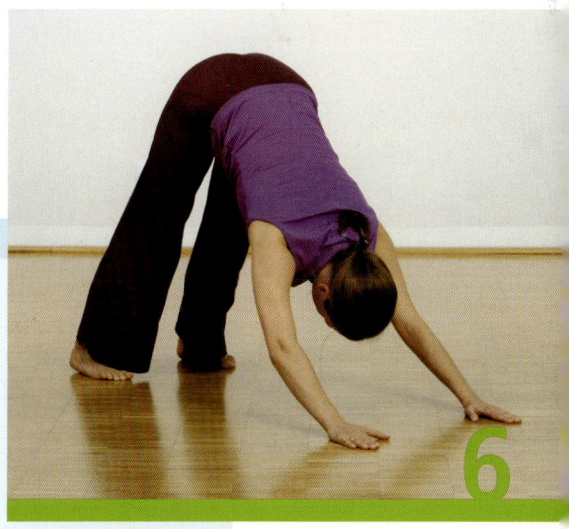

- Ausatmen.

- Schwingen Sie die Hüften nach oben.

- Die Füße rollen zurück vom Spann auf die Zehen, die Füße stehen parallel und etwa hüftbreit auseinander.

- Die Handflächen liegen flach auf dem Boden, die Finger sind leicht gespreizt.

- Den Kopf entspannt hängen lassen, die Augen blicken in Richtung Knie.

- Die Fersen ruhen, wenn möglich, auf dem Boden.

- 5-mal aus- und einatmen. Dabei auf die Bandhas und die Atmung achten.

TIPP: Die Füße nicht nach innen drehen, sondern möglichst gerade stellen, um eine optimale Dehnung der Beinmuskulatur zu erzielen!

 Nutzen für den Körper:
Die Übung stärkt die Kniegelenke sowie die Schienbein- und Wadenmuskulatur, so bekommen Beine und Knie besseren Halt. Die Beinmuskulatur wird gedehnt und die Nackenmuskulatur entspannt.

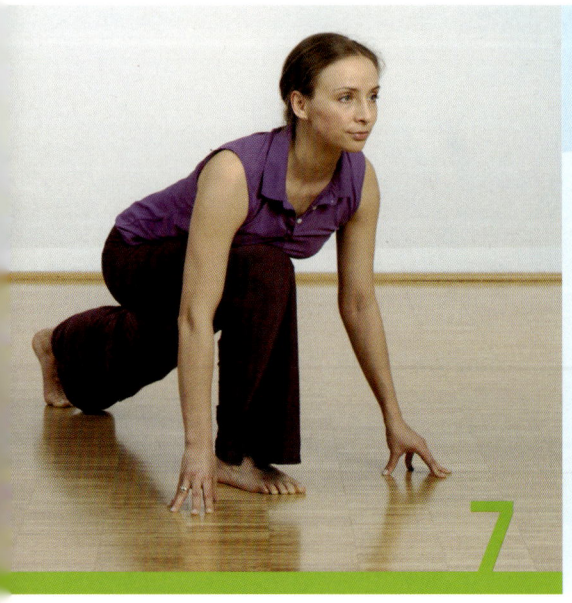

7. Asana

- Einatmen.

- Zuerst den rechten, dann den linken Fuß zwischen den Händen aufsetzen (Geübte stoßen sich ab und springen mit beiden Füßen gleichzeitig nach vorne).

- Die großen Zehen berühren sich.

- Den Kopf heben und den Rücken strecken.

- Die Knie sind durchgestreckt oder leicht gebeugt.

8. Asana

- Ausatmen.
- Den Oberkörper senken.
- Den Kopf Richtung Knie führen,
  wenn möglich bis an die Knie heranziehen.

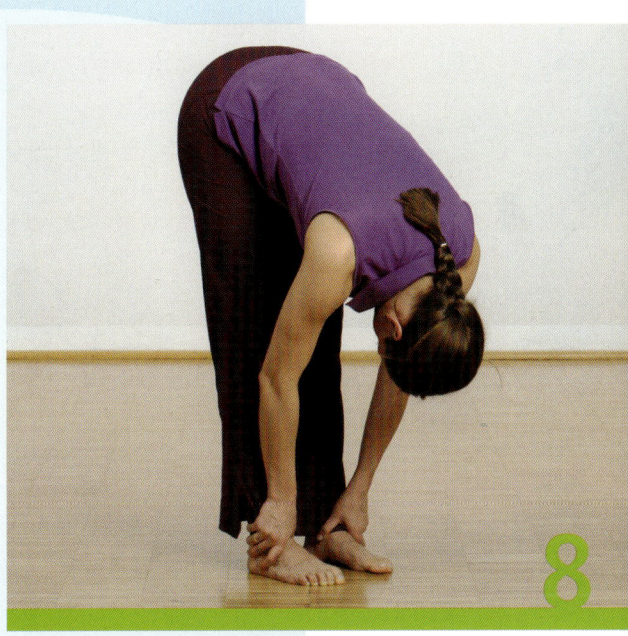

9. Asana

- Einatmen.
- Hände vom Boden lösen und den Körper aufrichten.
- Arme dabei seitlich nach oben führen,
  bis sich die Handflächen über dem Kopf berühren.
- Den Kopf heben.
- Die Oberschenkel anspannen.
- Sich weit nach oben strecken.
- Die Kraft schießt in die Arme bis zu den Fingerspitzen.

Schlussposition (Bergstellung)

- Ausatmen.
- Die Arme senken.
- Die Bergstellung einnehmen und gerade stehen.

- Wiederholen Sie die gesamte Sequenz von der Bergstellung
  als Anfangs- bis zur Bergstellung als Schlussposition
  3- bis 5-mal.

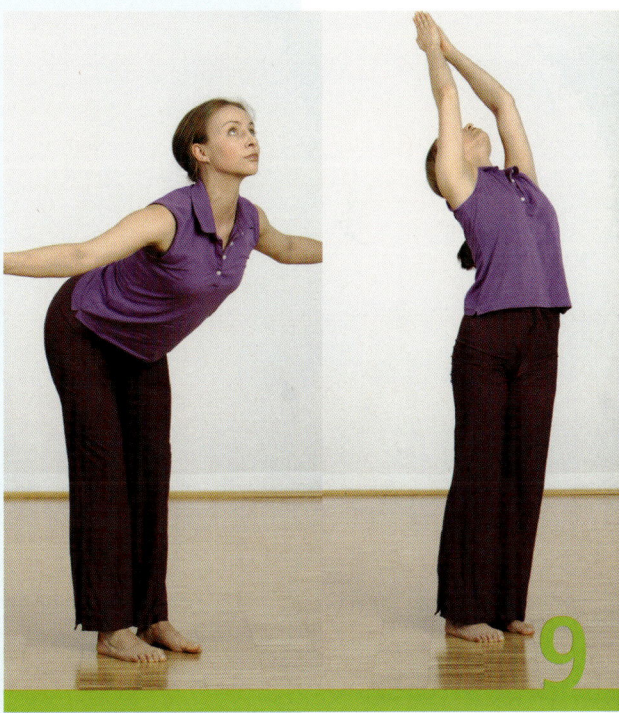

Die Aufmerksamkeit bleibt auf das Ozeanische Atmen gerichtet, auf die Muskelkontraktionen in den gehaltenen Positionen, auf Vinyasa (den Fluss der Bewegungen) und die Bandhas.

TIPPS: Fühlen Sie sich in der Schlussposition erschöpft, nehmen Sie mehrere Atemzüge, bevor Sie die Sequenz erneut ausführen. Halten Sie die Konzentration aufrecht!
Wenn Ihre Handgelenke ein wenig schmerzen, üben Sie ruhig langsam, aber stetig weiter. Fühlen sich Ihre Beine steif an oder schmerzt Ihr Rücken, achten Sie darauf, das Gewicht beim »Hinabschauenden Hund« gleichmäßig auf die Hände und die Füße zu verteilen! Wenn der Druck auf den Knien zu stark ist, beugen Sie diese leicht. Beim »Aufschauenden Hund« unbedingt auf die richtige Rückenhaltung achten! Stützen Sie sich mit den Knien ab, wenn Schmerzen auftreten. Sollten Ihre Füße schmerzen, massieren Sie sie täglich einige Minuten.

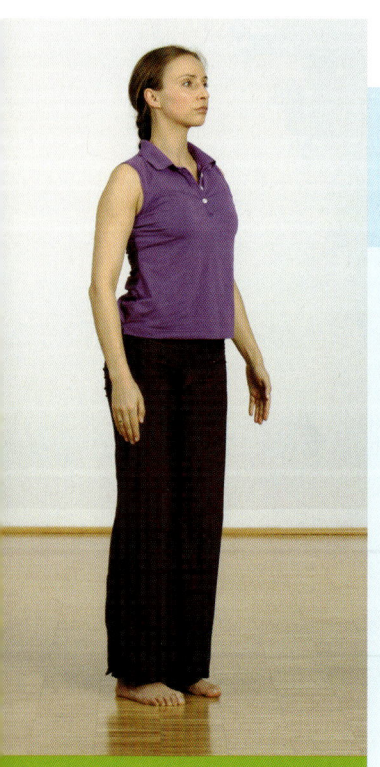

SONNENGRUSS II

Bergstellung

- Stehen Sie gerade.
- Atmen Sie durch.
  Koordinieren Sie Bandhas und Atmung.

1. Asana

- Einatmen.
- Die Knie leicht beugen.
- Die Arme seitlich nach oben führen.
- Der Blick richtet sich nach oben.
- Die Handflächen liegen aneinander.

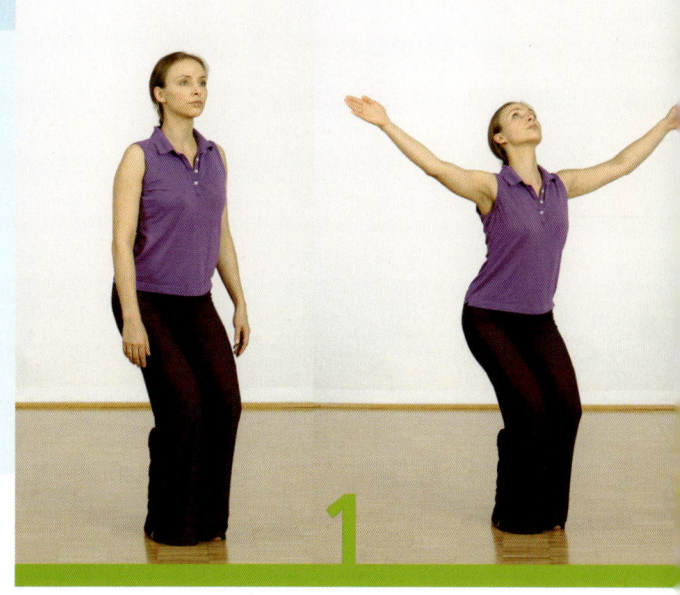

Nutzen für den Körper:
Spannungen im Schulterbereich lösen sich, die Gelenke werden gestärkt.

2. Asana

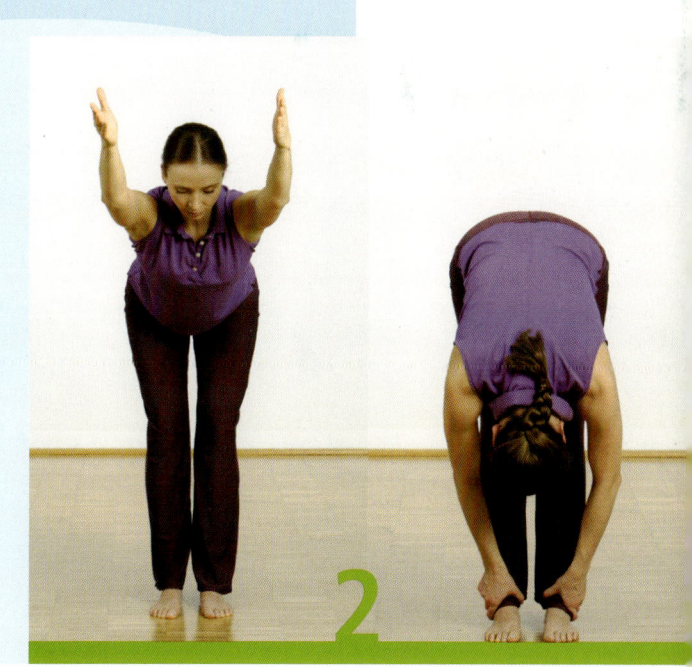

- Ausatmen.
- Die Arme nach unten führen,
  den Oberkörper nach unten beugen.
- Die Knie bleiben, wenn möglich, durchgestreckt.
- Die Arme nach hinten führen,
  die Hände an die Fersen legen.
- Den Kopf in Richtung Knie ziehen.
- Der Blick folgt der Bewegung des Kopfes.

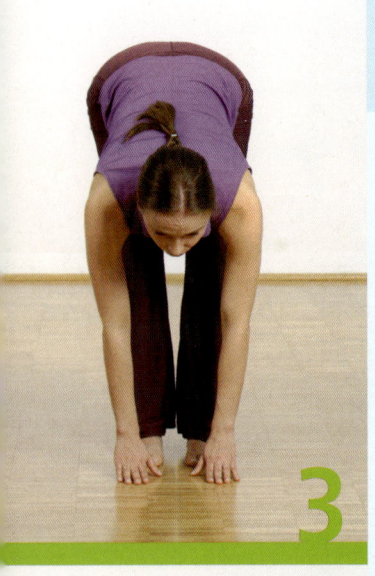

3. Asana

(Die Übung entspricht dem 3. Asana beim Sonnengruß I.)

- Einatmen.
- Oberkörper und Kopf heben.
- Den Rücken strecken.
- Die Hände liegen, wenn möglich, neben den Füßen auf dem Boden.

4. Asana »Liegestütz«

(Die Übung entspricht dem 4. Asana beim Sonnengruß I.)

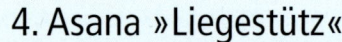

- Ausatmen.
- In den Liegestütz gehen bzw. springen.
- Den Rücken gerade halten.
- Der Blick ist nach vorne gerichtet.

5. Asana »Aufschauender Hund«

(Die Übung entspricht dem 5. Asana im Sonnengruß I.)

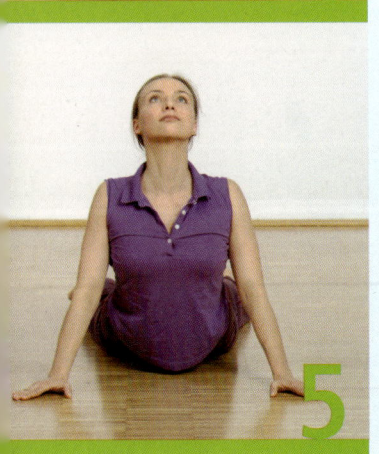

- Einatmen.
- Den Körper nach vorne schieben, die Fußspitzen strecken.
- Den Oberkörper hochstemmen und »das Herz öffnen«.
- Das Gewicht ruht auf den Händen und Fußrücken.
- Den Kopf in den Nacken legen.

6. Asana »Hinabschauender Hund«

(Die Übung entspricht dem 6. Asana im Sonnengruß I.)

- ▪ Ausatmen.
- ▪ Nach oben schwingen und die Füße zurück auf die Zehen rollen.
- ▪ Den Kopf entspannt hängen lassen.
- ▪ Der Blick geht in Richtung Knie.
- ▪ Die Fersen ruhen, wenn möglich, am Boden.

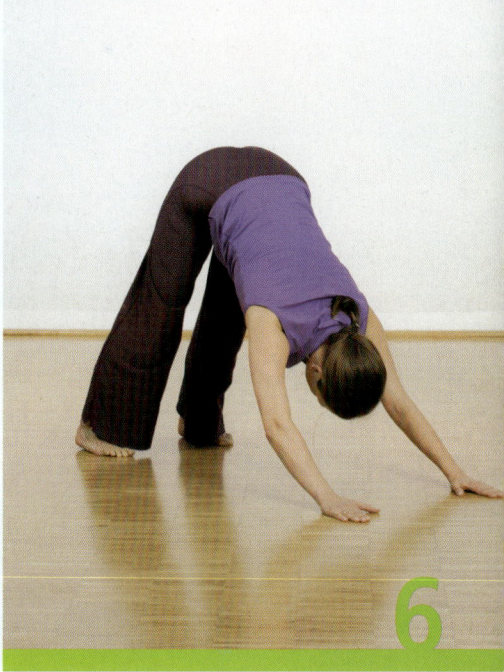

7. Asana »Kriegerhaltung I, rechts«

- ▪ Einatmen.
- ▪ Den rechten Fuß so weit wie möglich nach vorne stellen.
- ▪ Den linken Fuß mit der Ferse einwärtsdrehen.
- ▪ Das rechte Knie beugen, sodass Unter- und Oberschenkel einen rechten Winkel bilden.
- ▪ Den Oberkörper aufrichten, die Arme ausgestreckt nach oben führen, bis sich die Handflächen über dem Kopf berühren.
- ▪ Die Hüften nach vorne schieben.
- ▪ Der Blick ist nach oben gerichtet.

- ▪ Die Position fünf Atemzüge lang halten.

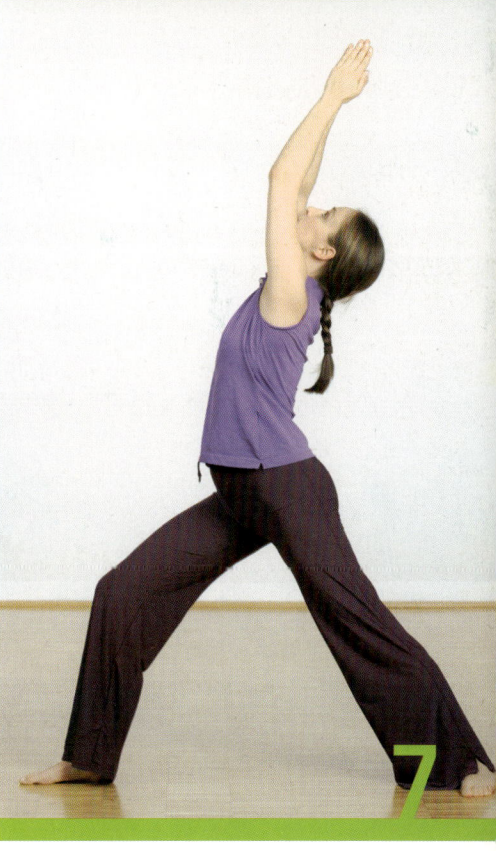

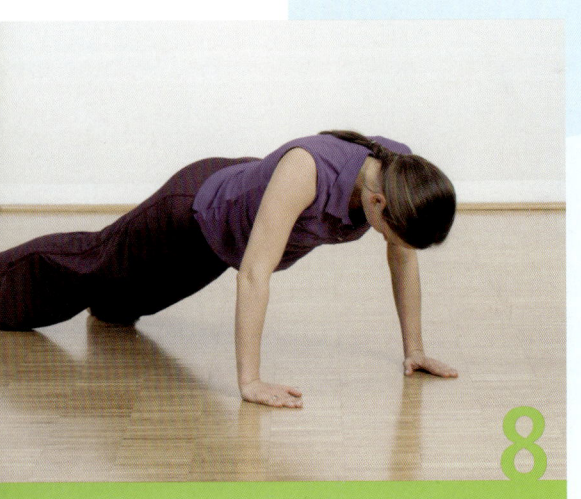

8. Asana »Liegestütz«

- Ausatmen.
- Die Arme senken und die Handflächen auf den Boden legen.
- Den rechten Fuß nach hinten stellen.
- Den Körper in den Liegestütz absenken.

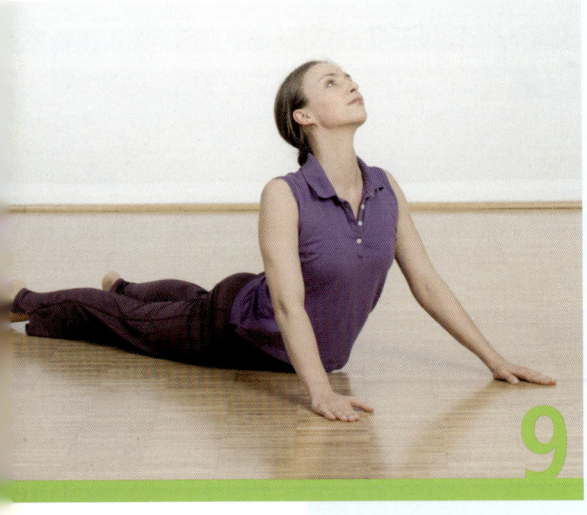

9. Asana »Aufschauender Hund«

- Einatmen.
- Den Körper nach vorne schieben, die Füße rollen über die Zehen auf den Spann.
- Den Brustkorb weiten, »das Herz öffnen«.
- Arme strecken, Schultern nach hinten ziehen.
- Den Kopf leicht in den Nacken legen.
- Der Blick folgt der Kopfrichtung.

10. Asana »Hinabschauender Hund«

- Ausatmen.
- Die Zehenspitzen aufstellen.
- Die Hüften nach oben schwingen.
- Die Füße parallel und hüftbreit auseinanderstellen.
- Den Kopf entspannt hängen lassen, die Augen blicken in Richtung Knie.
- Die Fersen ruhen, wenn möglich, auf dem Boden.

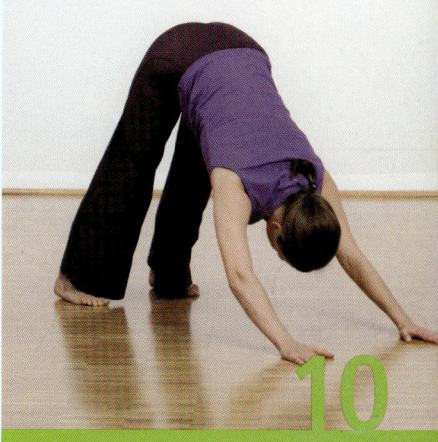

11. Asana »Kriegerhaltung I, links«

- Einatmen.
- Den linken Fuß weit nach vorne stellen.
- Den rechten Fuß mit der Ferse schräg einwärtsdrehen.
- Das linke Knie ist gebeugt.
- Den Oberkörper aufrichten.
- Die Arme nach oben führen, bis sich die Handflächen über dem Kopf berühren.
- Der Blick ist nach oben gerichtet.

- Die Position fünf Atemzüge lang halten.

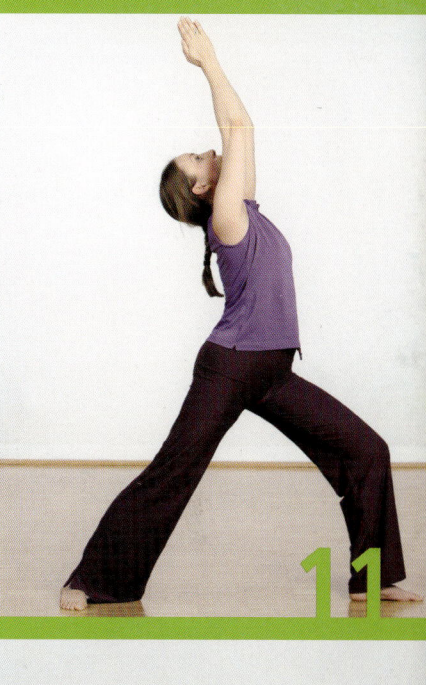

12. Asana »Liegestütz«

- Ausatmen.
- Die Arme senken und die Handflächen auf den Boden legen.
- Den rechten Fuß nach hinten stellen.
- Den Körper in den Liegestütz absenken.

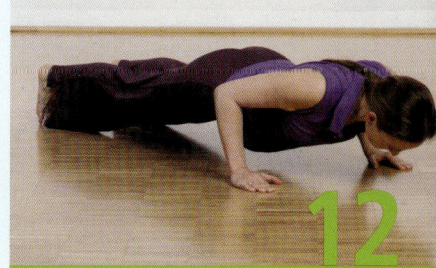

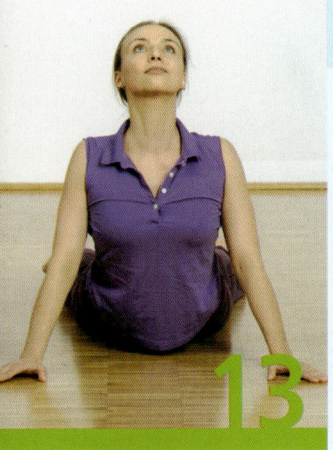

13. Asana »Aufschauender Hund«

- Einatmen.
- Den Körper nach vorne schieben, die Füße rollen über die Zehen auf den Spann.
- Den Brustkorb weiten, »das Herz öffnen«.
- Arme strecken, Schultern nach hinten ziehen.
- Den Kopf leicht in den Nacken legen.
- Der Blick folgt der Kopfrichtung.

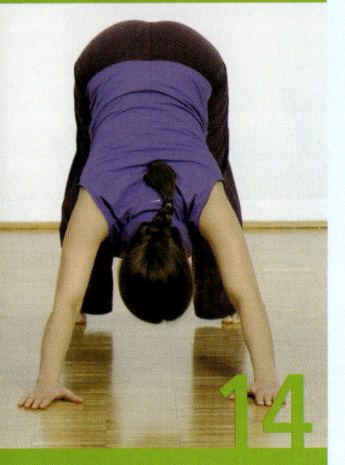

14. Asana »Hinabschauender Hund«

- Ausatmen.
- Die Zehenspitzen aufstellen.
- Die Hüften nach oben schwingen.
- Die Füße parallel und hüftbreit auseinanderstellen.
- Den Kopf entspannt hängen lassen, die Augen blicken in Richtung Knie.
- Die Fersen ruhen, wenn möglich, auf dem Boden.

- 5-mal nacheinander durchatmen.

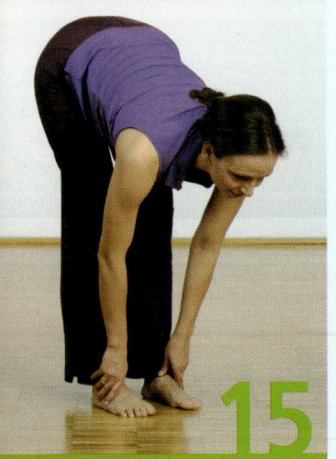

15. Asana

- Einatmen.
- Die Füße nach vorne setzen oder mit beiden Füßen nach vorne springen.
- Die Beine sind durchgestreckt.
- Die Handflächen berühren, wenn möglich, den Boden oder liegen an den Knöcheln.
- Den Kopf anheben, den Rücken strecken.

16. Asana

(Die Übung entspricht dem 2. Asana im Sonnengruß I.)

- Ausatmen.
- Den Oberkörper nach unten beugen.
- Den Kopf zu den Knien ziehen.

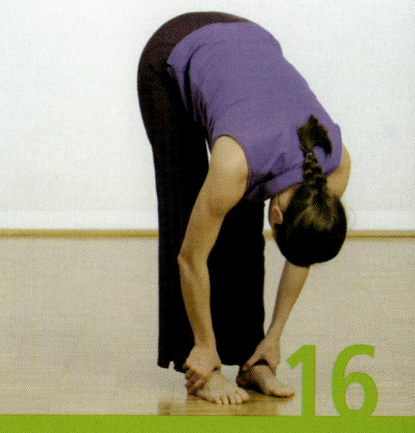

17. Asana

(Die Übung entspricht dem 1. Asana im Sonnengruß I.)

- Einatmen.
- Die Knie beugen.
- Den Körper aufrichten.
- Die Arme nach oben führen, bis sich die Handflächen berühren.
- Der Blick ist nach oben gerichtet.

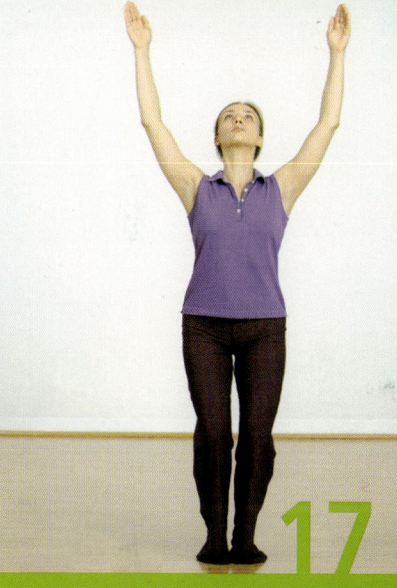

Bergstellung

- Ausatmen.
- Die Arme nach unten führen.
- Die Bergstellung einnehmen und gerade stehen.

- Die gesamte Sequenz 3- bis 5-mal wiederholen.

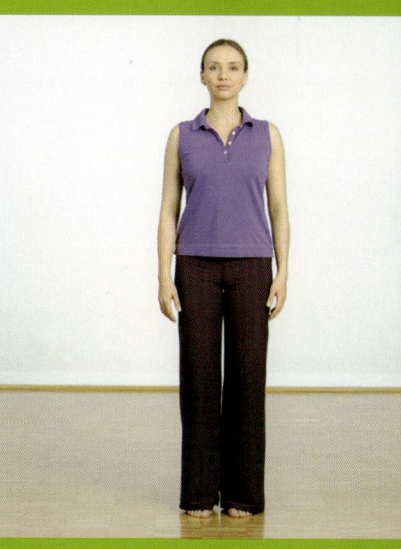

TIPP: Wenn Sie über wenig Kraft verfügen, ist der Sonnengruß die ideale Form, Stärke aufzubauen. Sie sollten erst, wenn Sie den Sonnengruß I und II beherrschen, d.h. die Abfolge der Positionen und die Übergänge verinnerlicht haben sowie mit der Ozeanischen Atmung vertraut sind, zu den nachfolgenden Power Yoga-Übungen übergehen.

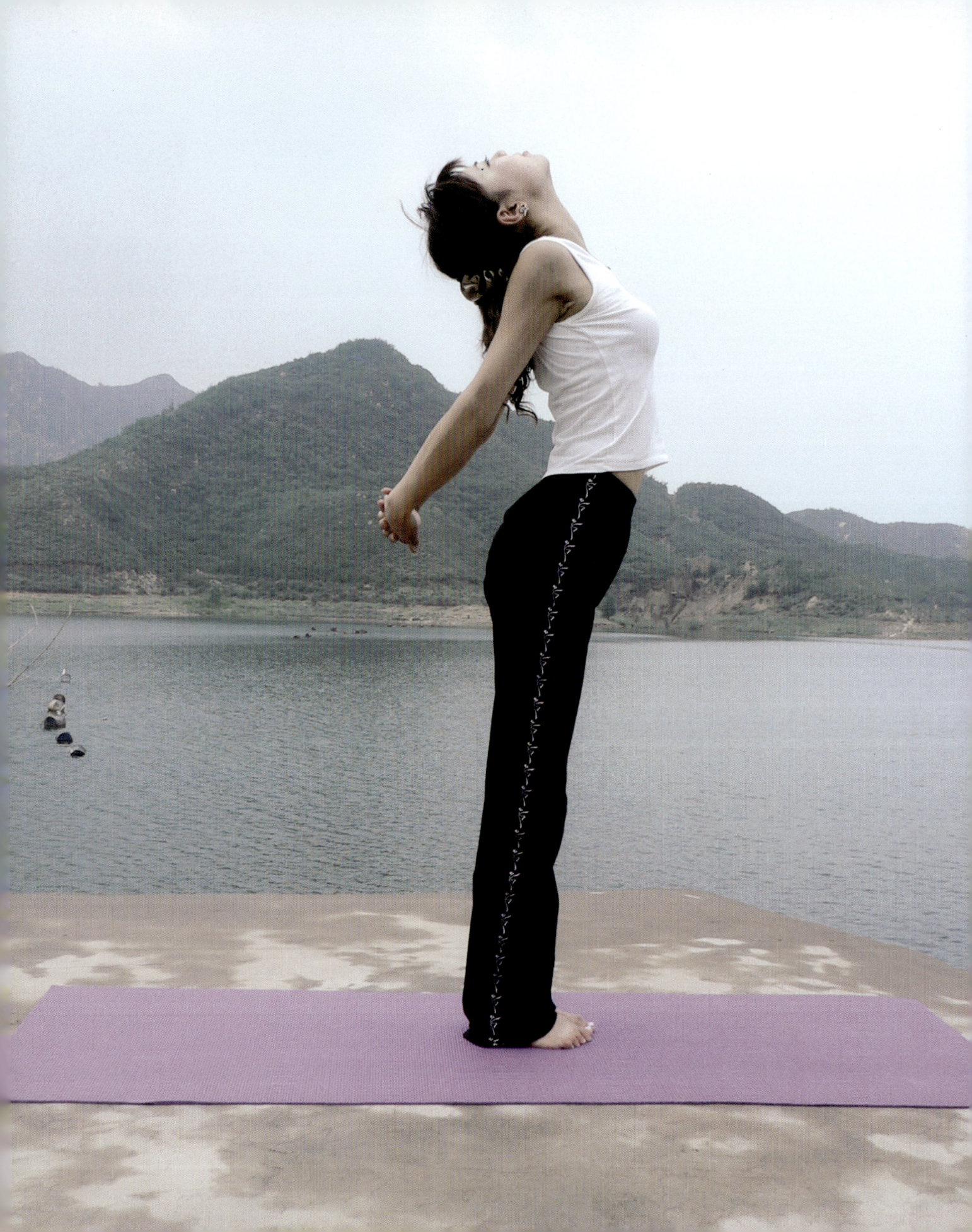

III.

ENERGIE STEIGERN UND BALANCE FINDEN

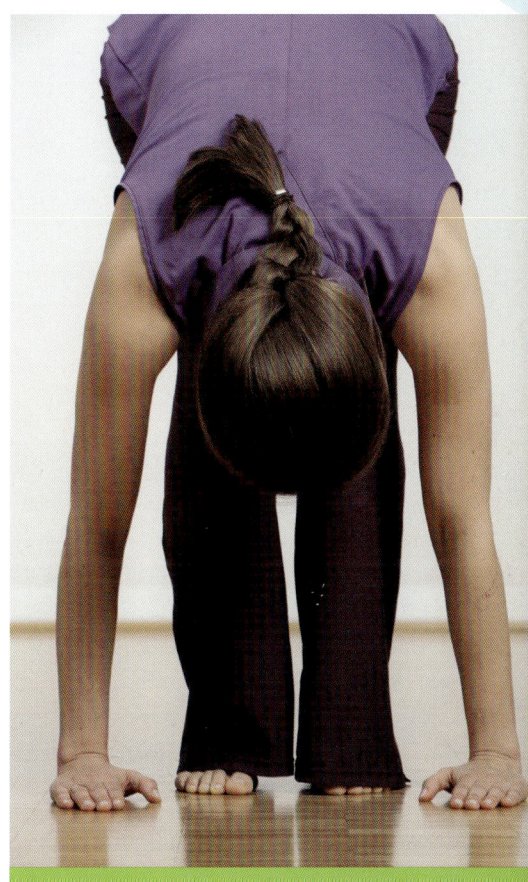

Das eigentliche Power Yoga beginnt mit Übungen, die im Stehen durchgeführt werden. Sie sind besonders effizient und steigern die Hitzebildung. Durch den Sonnengruß I und II als Warm-up sind Sie bestens darauf vorbereitet. Power Yoga-Übungen im Stehen zielen darauf, ein hohes Niveau an Energie und Vitalität zu erzeugen. Sie bieten einen Weg, auf dynamische Weise in Einklang mit sich selbst zu kommen, indem das Zusammenspiel von Rhythmus, Symmetrie und Gleichgewicht betont wird.

Nutzen für Körper, Geist und Seele:

Die Power Yoga-Übungen im Stehen steigern Kraft, Konzentration und Ausdauer. Die entstehende Hitze wirkt für den Körper wie eine Entgiftungstherapie, Sauerstoffaufnahme und Durchblutung werden verbessert. Die Muskulatur wird auf ausgewogene Weise gedehnt und gestärkt, und der Geist wird klarer, stärker und flexibler. Diese Übungen sind ein Werkzeug, um innere und äußere Balance herzustellen.

DAUER DER ÜBUNGSSEQUENZEN:

Stehende Übungen ca. 15–30 Minuten, je nach Anzahl der Atemzüge; insgesamt 12 Übungssequenzen.

Wer das Training zwischendurch abbrechen möchte, sollte immer erst die drei Ausklangspositionen am Ende des Trainings (s. Kapitel V) durchführen, um die aufgebaute Energie zu integrieren.

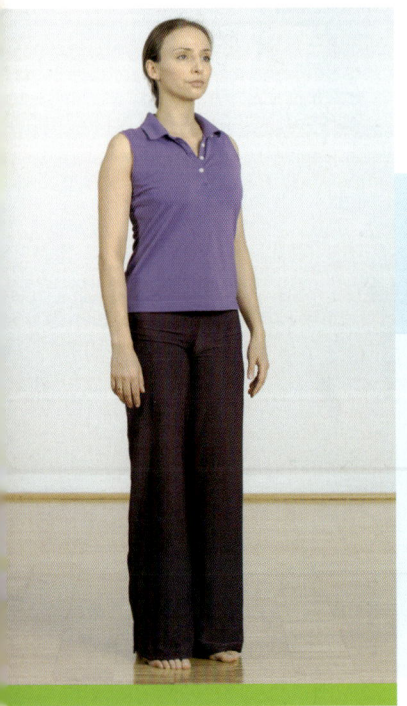

POWER YOGA — ÜBUNGEN IM STEHEN

Bergstellung

- Einatmen.
- Die Füße in einem Abstand von ca. 20 cm parallel zueinander stellen.
- Die Wirbelsäule ist gerade, die Schultern sind entspannt, der Kopf ist leicht gesenkt.
- Führen Sie die Arme seitlich nach oben, bis sich die Handflächen berühren.
- Die Oberschenkelmuskeln und Bandhas sind angespannt.

TIPP: Oft achten wir beim Stehen nicht genug darauf, das Gewicht gleichmäßig auf beide Beine zu verteilen (untersuchen Sie einmal Schuhsohlen auf abgelaufene Stellen!). Damit begünstigen wir Fehlhaltungen, die zu Wirbelsäulenschäden führen können. Achten Sie deshalb bei den Übungen im Stehen darauf, die Füße parallel zueinander zu stellen. So kommt Ihre Haltung in die richtige Balance.

Zehenhaltung

- Ausatmen.

- Beugen Sie sich nach vorne, strecken Sie die Arme hinab zu den Füßen.

- Zeigefinger und Daumen umfassen die großen Zehen.

- Ziehen Sie den Oberkörper an die Oberschenkel heran.

- Spannen Sie die Oberschenkelstrecker (Muskulatur auf der Vorderseite des Oberschenkels) an.

- Die Knie werden nicht durchgedrückt.

- Atmen Sie 5-mal durch.

- Einatmen.

- Den Rücken strecken, den Kopf heben und den Brustkorb leicht weiten.

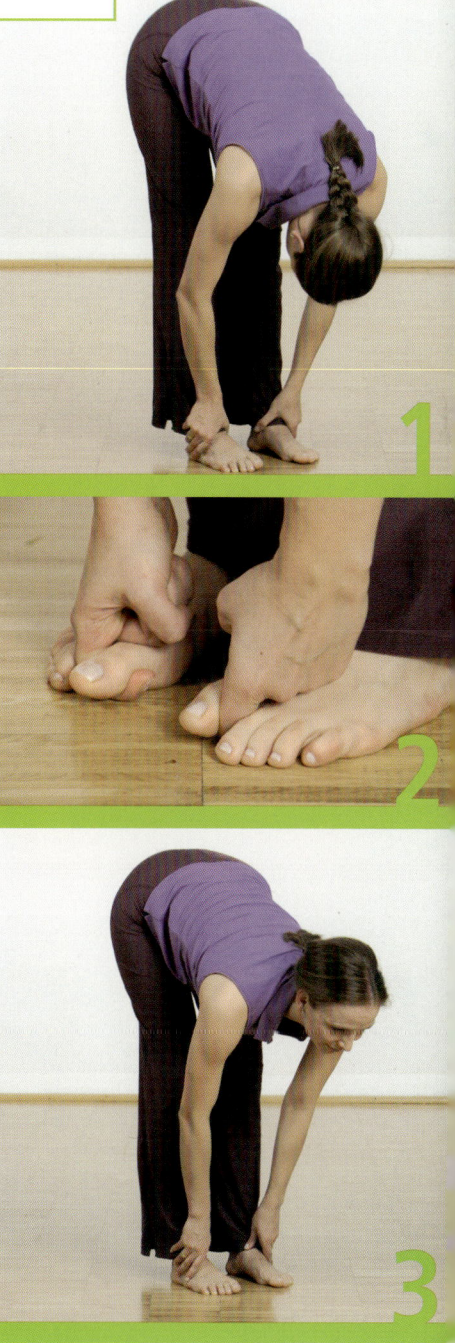

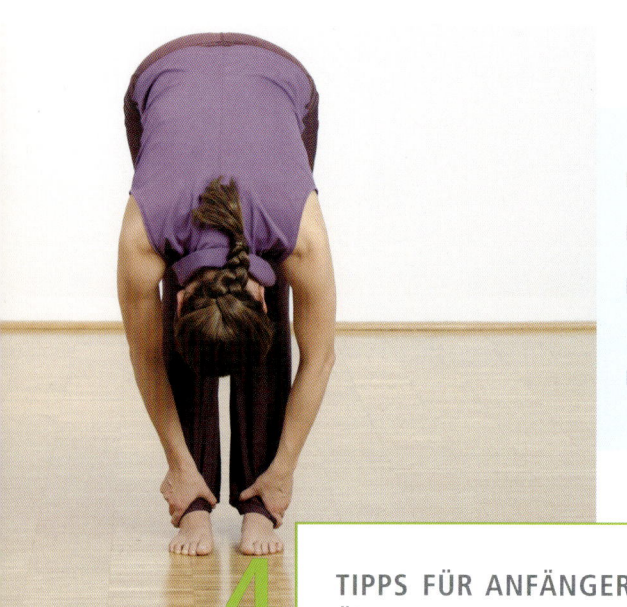

- Ausatmen.

- Den Oberkörper wieder an die Oberschenkel ziehen.

- Die Bandhas sind angespannt.

- Fünf Atemzüge lang in dieser Position verweilen.

TIPPS FÜR ANFÄNGER: Wenn Sie noch nicht so gelenkig sind, dann führen Sie die Übung mit gebeugten Knien durch. Halten Sie die Position statt fünf Atemzüge nur drei Atemzüge lang.

Auch wenn Sie Rücken- oder Knieprobleme haben, beugen Sie die Knie leicht, bevor Sie mit dem Oberkörper nach unten gehen! Durch das Anspannen der Bandhas beim Vorwärtsbeugen schützen Sie den Rücken vor Überdehnung. Beugen Sie sich immer aus der Hüfte heraus nach vorn, halten Sie dabei den Rücken gerade und achten Sie darauf, dass die Schultern unverkrampft sind!

Nutzen für den Körper:

Durch das Vorwärtsbeugen werden Wirbelsäule, Nacken und Schultern gestreckt und dadurch elastisch.

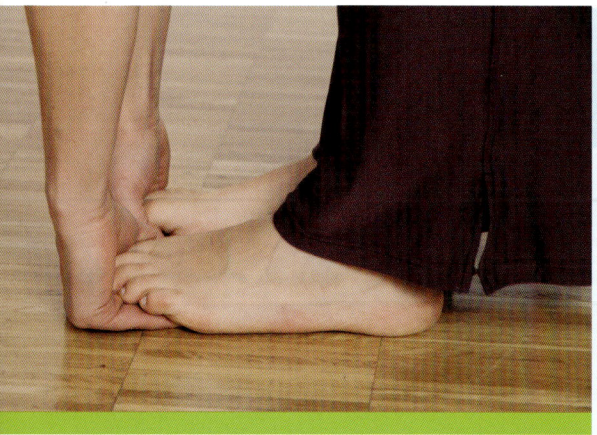

Hand unter dem Fuß

- Einatmen.

- Schieben Sie die Handflächen von vorn unter die Fußsohlen.

- Ist Ihnen dies nicht möglich, beugen Sie die Knie.

- Die Zehen stoßen leicht an die Handgelenke.

- Ausatmen.

- Die Bandhas sind angespannt.

- Einatmen.
- Die Arme strecken, den Kopf heben und aufschauen.

- Ausatmen.
- Den Oberkörper an die Oberschenkel ziehen.

- Halten Sie die Position fünf Atemzüge lang.

- Einatmen.
- Richten Sie sich auf, führen Sie die Arme dabei seitlich nach oben.

- Ausatmen.
- Gerade stehen.

Nutzen für den Körper:
Beim Vorwärtsbeugen werden die Unterleibsorgane gestärkt.
Die Verdauung wird stimuliert.

Gestrecktes Dreieck, rechte Seite

- Einatmen.
- Die Füße etwa 1 Meter weit auseinanderstellen.
- Die Arme sind waagerecht zu den Seiten hin ausgestreckt.
- Den rechten Fuß um 90 Grad nach außen drehen,
  den linken leicht nach innen drehen.

- Ausatmen.
- Beugen Sie den Oberkörper über die rechte Seite nach unten,
  bis Daumen und Zeigefinger die große Zehe umfassen.
- Den rechten Oberschenkel und die Bandhas anspannen.

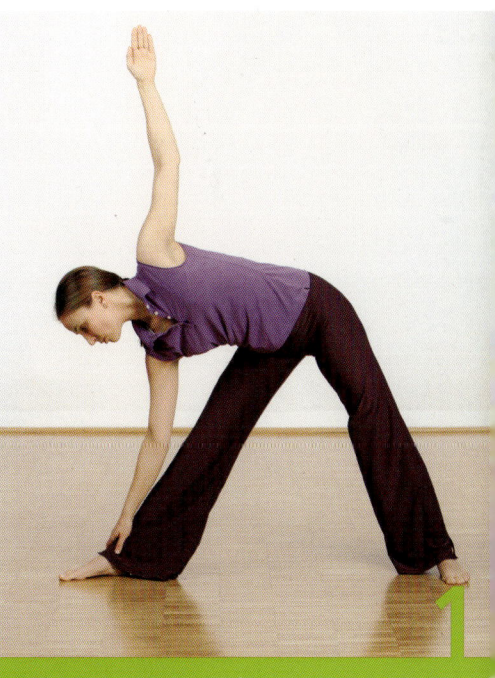

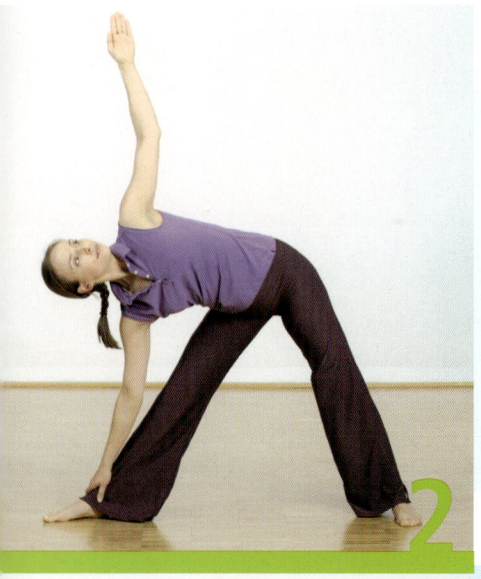

- Den linken Arm gerade nach oben strecken.

- Der Kopf ist nach oben gerichtet,
  der Blick ruht auf der ausgestreckten Hand.

- Halten Sie diese Position fünf Atemzüge lang.

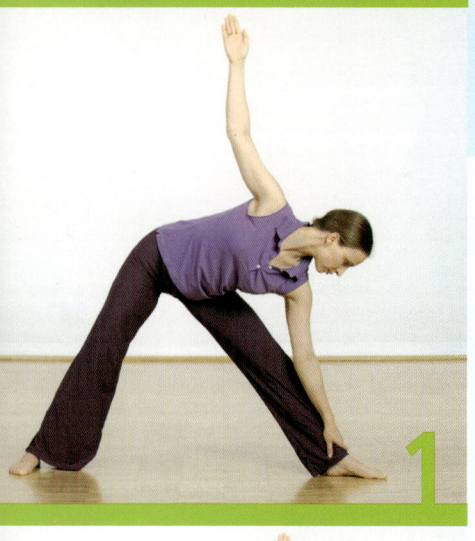

Gestrecktes Dreieck, linke Seite

- Einatmen.

- Richten Sie sich auf, die Arme sind seitlich ausgestreckt.

- Den linken Fuß um 90 Grad nach außen drehen,
  den rechten leicht nach innen drehen.

- Ausatmen.

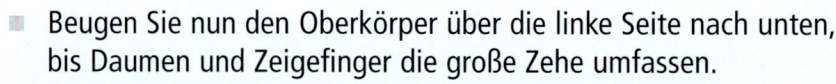

- Beugen Sie nun den Oberkörper über die linke Seite nach unten,
  bis Daumen und Zeigefinger die große Zehe umfassen.

- Den linken Oberschenkel und die Bandhas anspannen.

- Den rechten Arm gerade nach oben strecken.

- Der Kopf ist nach oben gerichtet,
  der Blick ruht auf der ausgestreckten Hand.

- Verweilen Sie fünf Atemzüge lang in dieser Position.

- Einatmen.

- Richten Sie sich auf, die Arme sind seitlich ausgestreckt.

- Ausatmen.
- Die Bandhas anspannen.

> **TIPP FÜR ANFÄNGER:** Wenn Sie noch nicht sehr beweglich sind, können Sie mit der Hand auch nur den Knöchel umfassen. Versuchen Sie nicht mit Gewalt, die Zehen zu umfassen!

Nutzen für Körper und Geist:

Die Muskulatur der Beine und Hüften wird gedehnt und gestärkt. Durch die kreisende Rumpfbewegung werden die Wirbelsäule und die Bandscheiben flexibler, der untere Rückenbereich wird besser durchblutet. Hartnäckige Rücken- und Nackenbeschwerden können so gelindert werden. Auch der Brustkorb wird gedehnt und gestärkt: Das Lungenvolumen vergrößert sich, Sie können tiefer einatmen und mehr Sauerstoff aufnehmen. Dadurch fühlen Sie sich wach und präsent.

Gestreckter Seitenwinkel, rechte Seite

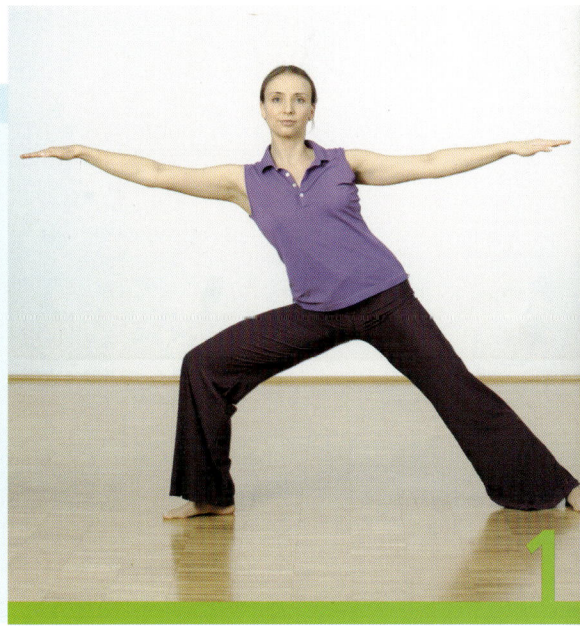

- Einatmen.
- Die Füße parallel zueinander mit einem Abstand von 1 Meter stellen.
- Die Arme sind zur Seite hin ausgestreckt.
- Drehen Sie den rechten Fuß nach außen, den linken Fuß nach innen.

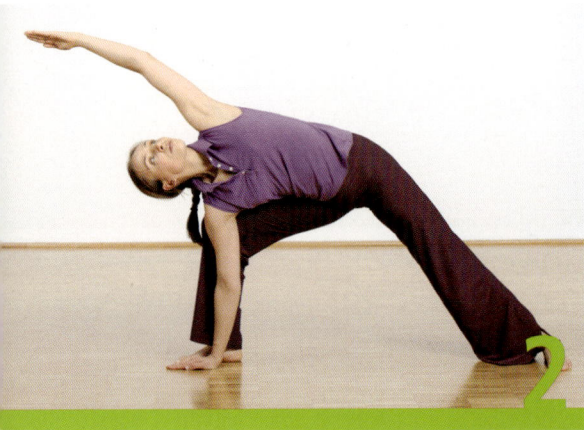

- Ausatmen.
- Das rechte Knie beugen,
  den Oberkörper zur rechten Seite hin nach unten strecken.
- Die rechte Hand an die Außenseite des Fußes legen.
- Den linken Arm weit über den Kopf strecken,
  das linke Bein durchstrecken.
- Der Blick geht zur Hand hinauf.
- Die Atmung nicht blockieren und die Bandhas anspannen!

- Die Position fünf Atemzüge lang halten.

TIPP: Bauen Sie in diese Übung eine Variante aus dem Vini Yoga ein, einer Yogaform, die individuell angepasste Übungen favorisiert: Bleiben Sie dazu eine Weile in der Seitenstreckung und bewegen Sie den Arm im Rhythmus der Atmung auf und ab, sodass er abwechselnd schräg nach oben gestreckt ist oder den Oberschenkel berührt. Nehmen Sie sich Zeit (z. B. drei Atemzüge lang), in die Stellen hineinzuatmen, die Ihnen Schmerzen bereiten. Halten Sie dabei die Bandhas angespannt!

- Einatmen.
- Richten Sie sich auf.
- Wenden Sie sich nach links.
- Stellen Sie die Füße parallel zueinander.

TIPP FÜR ANFÄNGER: Platzieren Sie die rechte Hand an der Innen- statt der Außenseite des rechten Fußes. Wem das anfangs schwerfällt, kann den Arm auch angewinkelt auf das rechte Knie legen und sich so abstützen.

Gestreckter Seitenwinkel, linke Seite

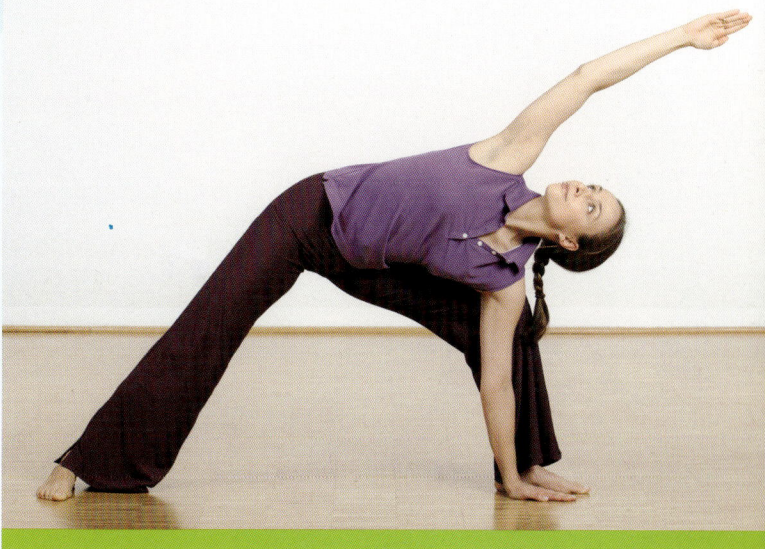

- Ausatmen.

- Die Übung »Gestreckter Seitenwinkel« (s. S. 61) zur anderen Seite ausführen.

- Die Position fünf Atemzüge lang halten.

- Einatmen.
- Richten Sie den Körper auf.
- Kopf und Füße weisen nach vorne.

- Ausatmen.
- Gerade stehen.
- Die Füße im Abstand von ca. 20 cm parallel zueinander stellen.

Nutzen für den Körper:

Durch die Übung werden die Beine gestrafft und in Form gebracht. Das Fett um Taille und Hüften kann bei kontinuierlichem Training abgebaut und arthritische Schmerzen können gelindert werden. Die Darmaktivität wird angeregt.

Gestreckte Beindehnung

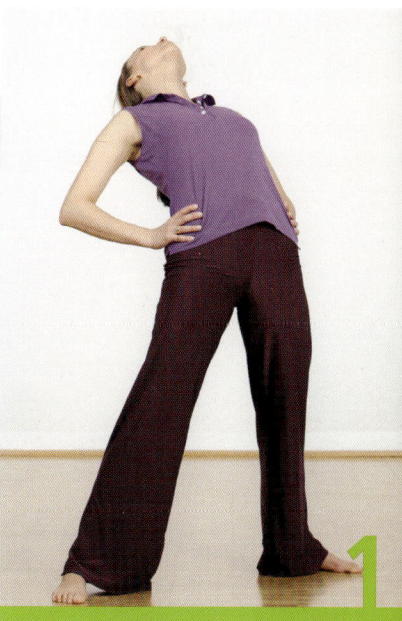

- Einatmen.
- Die Füße möglichst weit auseinanderstellen.
- Die Hände in die Taille stemmen.
- Legen Sie den Kopf in den Nacken (nicht zu weit nach hinten beugen).
- Ziehen Sie die Schulterblätter nach hinten zusammen.
- Spannen Sie die Oberschenkel an, die Bandhas sind aktiv.

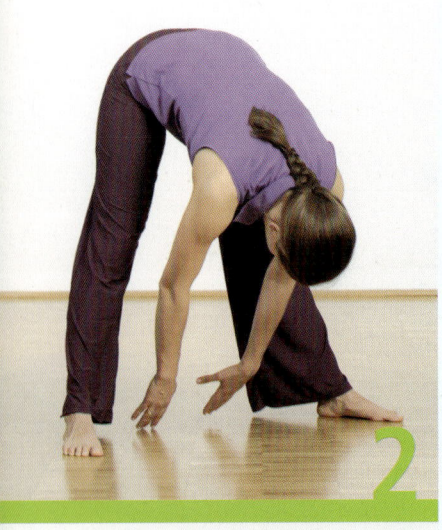

- Ausatmen.

- Beugen Sie sich nach vorne,
  bis die Hände den Boden berühren.

- Der Rücken bleibt gerade.

- Ziehen Sie den Oberkörper nach unten zwischen die Beine,
  sodass sich der Kopf zwischen den Händen befindet.

- Die Oberschenkelmuskeln und die Bandhas bleiben aktiv.

- Fünf Atemzüge lang in der Position verharren.

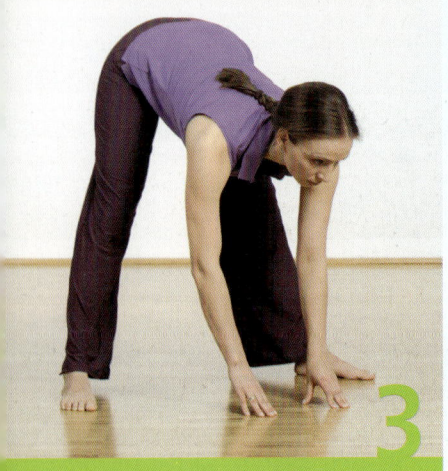

- Einatmen.

- Kopf und Brust heben.

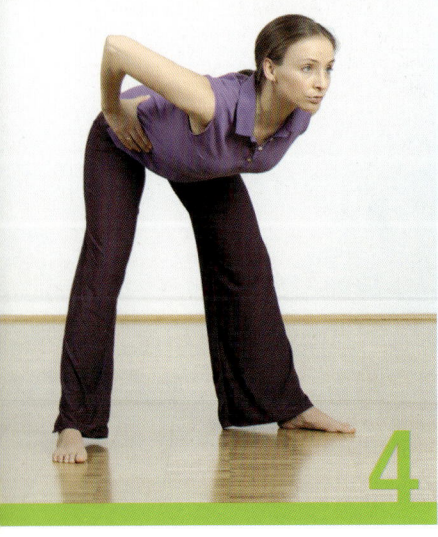

- Ausatmen.

- Die Hände in die Taille stemmen.

- Einatmen.

- Richten Sie sich auf und beugen Sie sich nach hinten.

- Die Schulterblätter wieder nach hinten zusammenziehen, den Kopf in den Nacken legen.

- Die Oberschenkel und Bandhas bleiben angespannt.

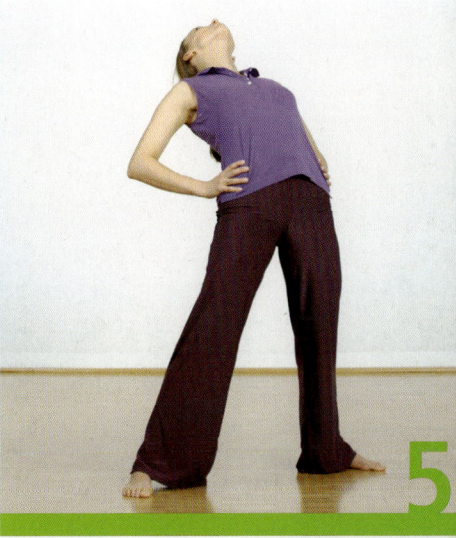

- Ausatmen.

- Nach vorne kommen.

- Die Hände bleiben in der Taille.

- Den Oberkörper möglichst weit nach unten zwischen die Beine ziehen.

- Fünf Atemzüge lang in der Position verweilen.

- Einatmen.

- Wieder hochkommen, die Arme dabei seitlich ausstrecken.

- Ausatmen.

- Die Oberschenkel anspannen.

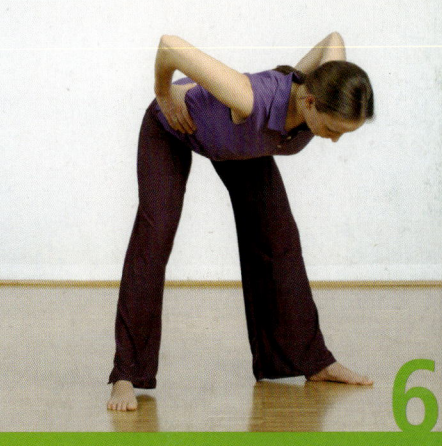

- Einatmen.

- Die Schulterblätter nach hinten zusammenziehen, die Arme hinter dem Rücken verschränken.

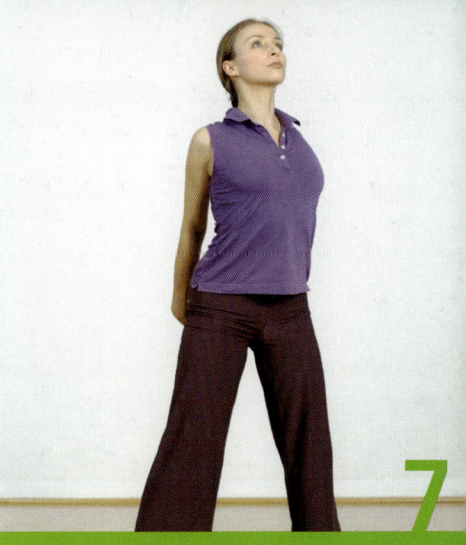

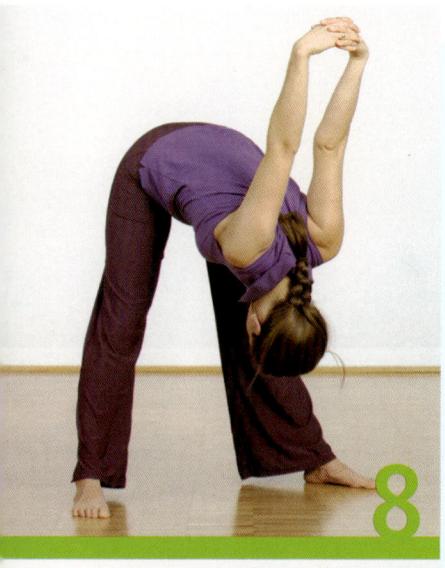

- Ausatmen.

- Nach vorne kommen und dabei nach Möglichkeit die Hände nach außen drehen.

- Halten Sie den Rücken gerade.

- Den Nacken nicht anheben, der Kopf hängt locker zwischen den Schultern.

- Die Bandhas sind aktiv.

- Fünf Atemzüge lang in der Position verweilen.

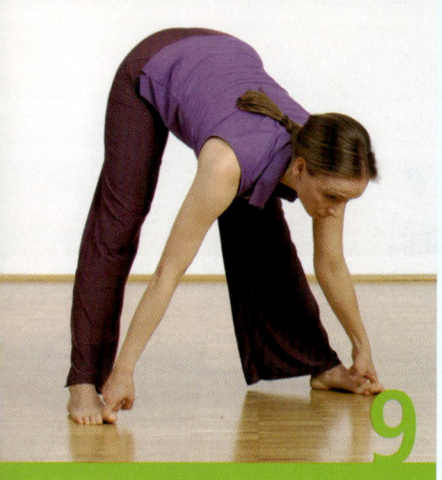

- Einatmen.

- Nach oben kommen, dabei Kopf und Brust heben.

- Ausatmen.

- Die Hände wieder in die Taille legen.

- Einatmen.

- Aufschauen, Schulterblätter zusammenpressen, den Brustkorb dehnen, indem Sie sich leicht zurückbeugen.

- Oberschenkel und Bandhas sind angespannt.

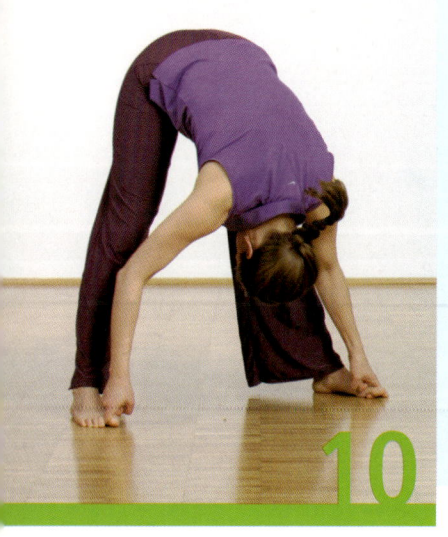

- Ausatmen.

- Nach vorne beugen, die großen Zehen mit den Daumen und Zeigefingern umfassen.

- Den Oberkörper nach unten, wenn möglich bis zwischen die Beine ziehen.

- Die Ellenbogen sind angewinkelt, sodass die Schultern locker bleiben.

- Fünf Atemzüge lang in der Position bleiben.

- Einatmen.
- Richten Sie sich auf, legen Sie die Hände dabei wieder in die Taille.

- Ausatmen.
- Die Füße parallel zueinander stellen.
- Die Arme lösen.
- Gerade stehen.

TIPPS FÜR ANFÄNGER: Lassen Sie den Kopf beim Vorbeugen nicht hängen, sondern schauen Sie hoch, und beugen Sie den Oberkörper nicht zu weit hinunter. Konzentrieren Sie sich darauf, den Rücken gerade zu halten.
Wenn Sie den Boden nicht mit den Händen berühren können, legen Sie sie auf die Oberschenkel.

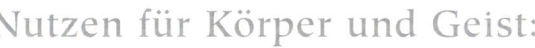

Nutzen für Körper und Geist:

Durch die Übung wird die Oberschenkelmuskulatur gestärkt. Kopf und Rumpf werden gut durchblutet, dadurch wird der Kopf klar und die Konzentrations- und Merkfähigkeit erhöht sich. Zudem wird die Verdauung angeregt.
Vorsicht! Die Knie sollten bei der Übung durchgedrückt bleiben, sodass Sie einen stabilen, gut ausbalancierten Stand haben. So vermeiden Sie Schwindelgefühle und Verspannungen in den Schultern. Legen Sie den Kopf nicht zu weit nach hinten in den Nacken, damit der untere Rückenbereich und die Bandscheiben nicht zu sehr belastet werden.

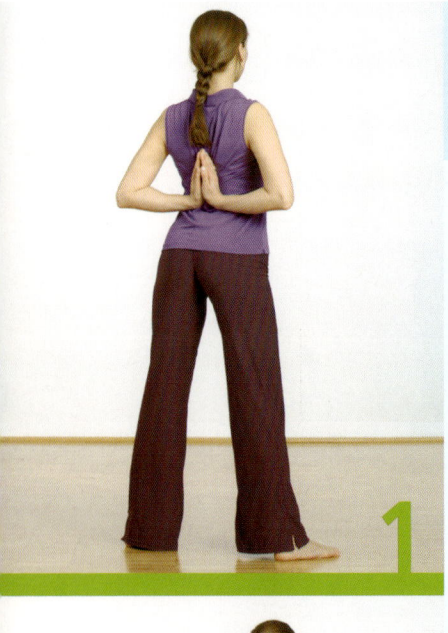

Brustkorbdehnung

- Einatmen.

- Stellen Sie die Füße ca. 1 Meter auseinander.

- Legen Sie die Hände auf den Rücken,
  sodass die Handflächen senkrecht aneinanderliegen
  (Sie können auch die Unterarme hinter dem Rücken verschränken,
  indem Sie sie dabei mit den Händen festhalten).

- Dehnen Sie sich nach hinten und weiten Sie den Brustkorb.

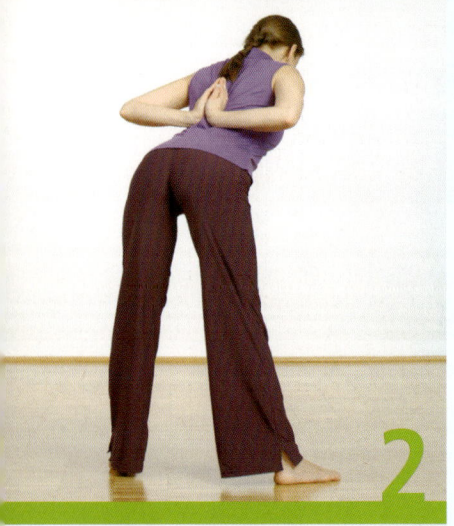

- Ausatmen.

- Beugen Sie sich nach vorne.

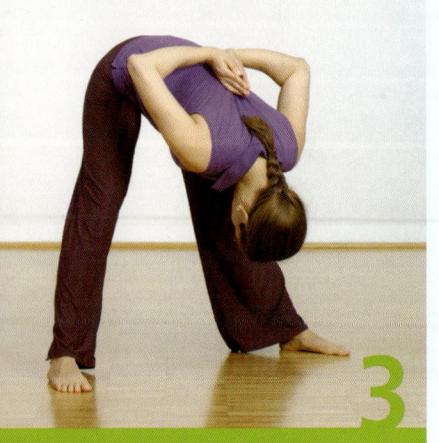

- Das Kinn berührt, wenn möglich, das Knie.

- Der Blick ist auf die Füße gerichtet.

- Der Rücken bleibt gerade.

- Die Bandhas sind aktiv.

- Fünf Atemzüge lang in der Position bleiben.

Variation mit Seitendehnung

- Einatmen.
- Richten Sie sich auf und dehnen Sie sich dabei nach hinten.

- Ausatmen.
- Drehen Sie Füße, Becken und Rumpf nach rechts.
- Beugen Sie sich nach vorne, Richtung Knie.

- Fünf Atemzüge lang in der Position verharren.

- Einatmen.
- Wieder nach oben kommen, die Füße parallel zueinander stellen.

- Ausatmen.
- Die Übung zur linken Seite ausführen.
- Gerade stehen.

TIPPS: Integrieren Sie in diese Übung ein Vini Yoga-Element: Beugen Sie sich ein Stück in Richtung Knie und atmen Sie dabei aus; gehen Sie dann wieder hoch und atmen Sie dabei ein. Beugen Sie dann noch weiter nach unten und atmen Sie dabei wieder aus, kommen Sie im Anschluss wieder hoch usw., bis Sie das Knie erreicht haben. Führen Sie die Übung langsam durch und atmen Sie dabei ruhig ein und aus. Die Bandhas sind aktiv.
Anfänger machen die Übung mit dem integrierten Vini Yoga-Element bzw. beugen sich stattdessen nur leicht nach vorne und verharren drei bis fünf Atemzüge lang in dieser Position.
Achten Sie darauf, den Rücken beim Vorwärtsbeugen nicht zu krümmen, sondern gerade zu halten.

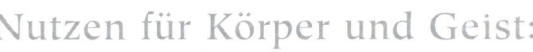

Nutzen für Körper und Geist:

Beine und Hüfte werden beweglich, und die Wirbelsäule wird elastischer. Wenn der Kopf auf dem Knie ruht, werden die Unterleibsorgane »massiert« und gestärkt. Steife Handgelenke werden beweglicher.

Das Zurückziehen der Schultern verbessert die Sauerstoffaufnahme in der Lunge, und hängende Schultern werden gehoben.

Ihre Atmung wird jetzt immer besser! Sie merken, wie der Stress von Ihnen abfällt und Sie sensibler werden. Ihre Sinne werden wacher. Die Haut wird gut durchblutet und sieht erfrischt aus.

Winkel mit gestrecktem Fuß, rechte Seite

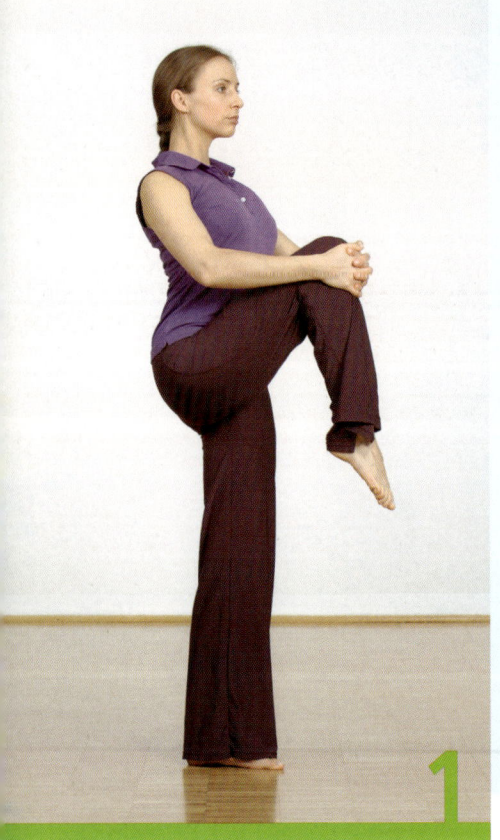

- Einatmen.

- Das rechte Bein anwinkeln, der Fuß ist gestreckt.

- Das Knie mit den Händen umfassen.

- Die Wirbelsäule ist gerade, die Schultern sind nicht hochgezogen.

- Ausatmen.

- Die Bandhas sind gespannt.

- Halten Sie Ihr Gleichgewicht!

- Schauen Sie geradeaus, suchen Sie sich gegebenenfalls einen Punkt, den Sie fixieren können.

- Die Position fünf Atemzüge lang halten.

- Einatmen.

- Die Schultern leicht nach hinten ziehen.

1

- Ausatmen.
- Das Bein jetzt nach vorne strecken.
- Die Hände greifen stützend an die Unterseite des Oberschenkels.
- Schauen Sie weiter geradeaus.
- Die Zehen des rechten Fußes in Richtung Körper ziehen.

- Einatmen.
- Das Knie anwinkeln und wieder mit den Händen umfassen.

- Ausatmen.
- Die Position lösen und gerade stehen.

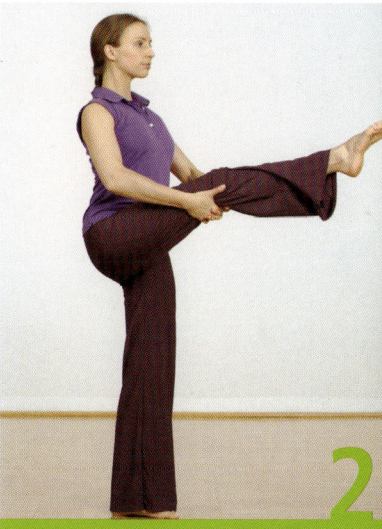

Winkel mit gestrecktem Fuß, linke Seite

- Einatmen.
- Das linke Bein anwinkeln, der Fuß ist gestreckt.
- Das Knie mit den Händen umfassen.
- Die Wirbelsäule ist gerade, die Schultern sind nicht hochgezogen.

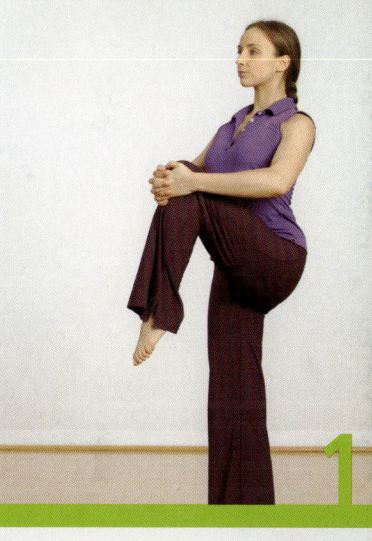

- Ausatmen.
- Das Bein strecken.
- Die Bandhas sind gespannt.
- Halten Sie Ihr Gleichgewicht!
- Schauen Sie geradeaus.

- Halten Sie die Position fünf Atemzüge lang.

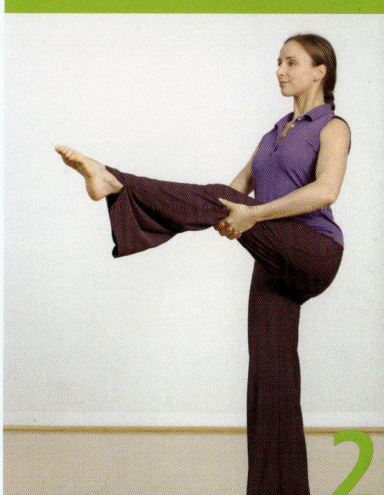

TIPPS: Legen Sie eine Vini Yoga-Variante ein: Winkeln Sie beim Ausatmen das Bein an, statt es auszustrecken. Sie können das angewinkelte Bein beim Einatmen näher an den Rumpf heranziehen, beim Ausatmen den Unterschenkel dann locker hängen lassen.

Für Anfänger empfiehlt es sich, nur ein bis drei statt fünf oder mehr Atemzüge lang die Übung auszuführen. Um einen besseren Stand zu erhalten, können Sie die Hände in die Taille legen. Greifen Sie ruhig fest zu und verbessern Sie so Ihre Standfestigkeit!

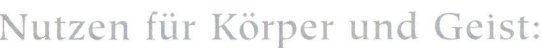 Nutzen für Körper und Geist:

Ihr Gleichgewichtssinn wird erheblich verbessert, und Sie verteilen Ihr Gewicht gleichmäßiger auf Beine und Füße. Der körperliche Nutzen findet auf seelischer Ebene seine Entsprechung: Das Gleichgewicht schafft innere Ausgeglichenheit, und Ihre persönlichen Grenzen weiten sich!

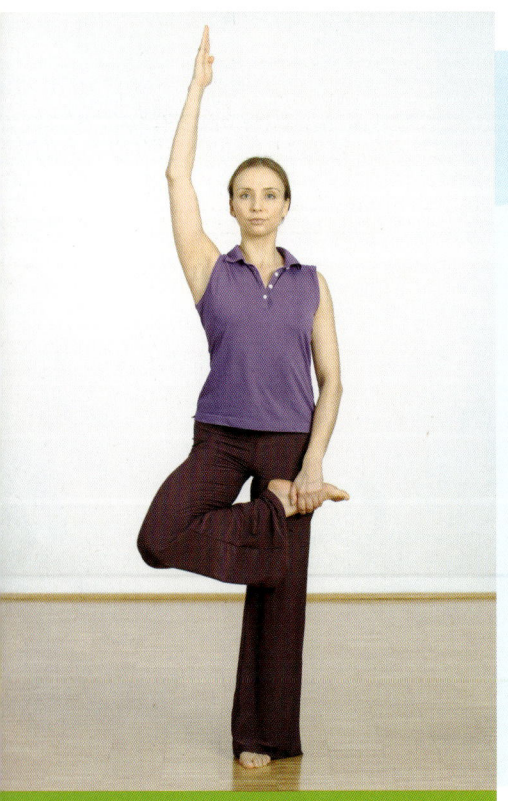

Stehender halber Lotus, rechte Seite

- Einatmen.
- Das rechte Bein anwinkeln, den Fuß mit den Händen umfassen und in die Leiste ziehen.

- Ausatmen.
- Nach vorne schauen.
- Die Bandhas sind aktiv.

- Einatmen.
- Die Arme heben und gestreckt über dem Kopf zusammenführen.
- Die Handflächen liegen aneinander.

- Die Position drei Atemzüge lang halten.

- Ausatmen.
- Die Position lösen.
- Gerade stehen.

Stehender halber Lotus, linke Seite

- Die Übung »Stehender halber Lotus« (s. S. 72) mit dem anderen Bein wiederholen.

- Die Position drei Atemzüge lang halten.

- Ausatmen.
- Die Position lösen.
- Gerade stehen.

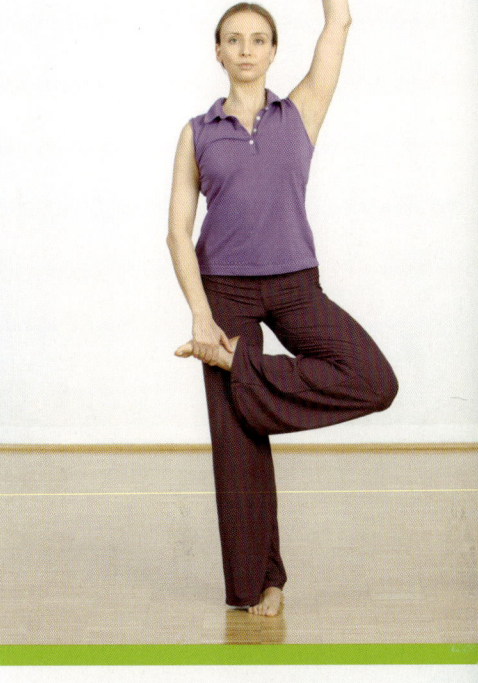

> **TIPP:** Vorsicht! Führen Sie diese Übung bei Knieverletzungen und speziell nach Meniskusoperationen behutsam durch oder überspringen Sie diese ganz und gehen gleich in die Baumposition.

Baum, rechte Seite

- Einatmen.
- Das rechte Bein anwinkeln, den Fuß an die Innenseite des linken Oberschenkels stellen.
- Der Oberschenkel und die Bandhas sind angespannt.
- Führen Sie die Hände nach oben und legen Sie die Handflächen über dem Kopf aneinander.

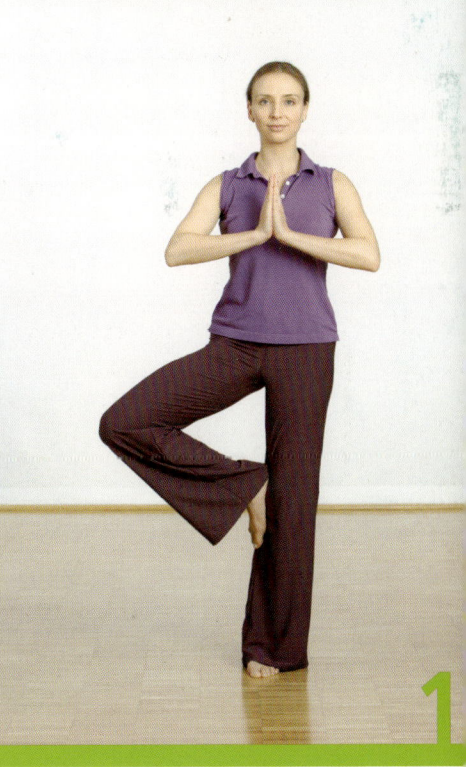

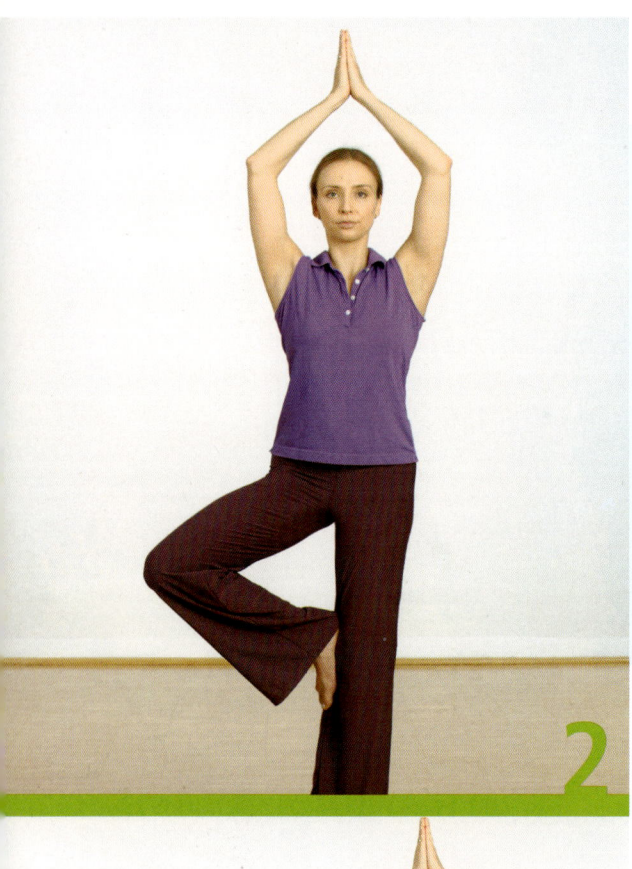

- Ausatmen.
- Blicken Sie geradeaus.
- Konzentrieren Sie sich darauf, die Balance zu halten.

- Halten Sie die Position drei Atemzüge lang.

- Ausatmen.
- Die Position lösen.
- Gerade stehen.

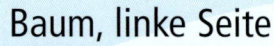

Baum, linke Seite

- Die Übung mit dem linken Bein wiederholen.

- Position drei Atemzüge lang halten.

- Ausatmen.
- Position lösen.
- Gerade stehen.

Vinyasa-Sequenz

- Legen Sie jetzt eine dynamische Sequenz ein, die an den Sonnengruß II anknüpft (siehe dazu auch S. 88).

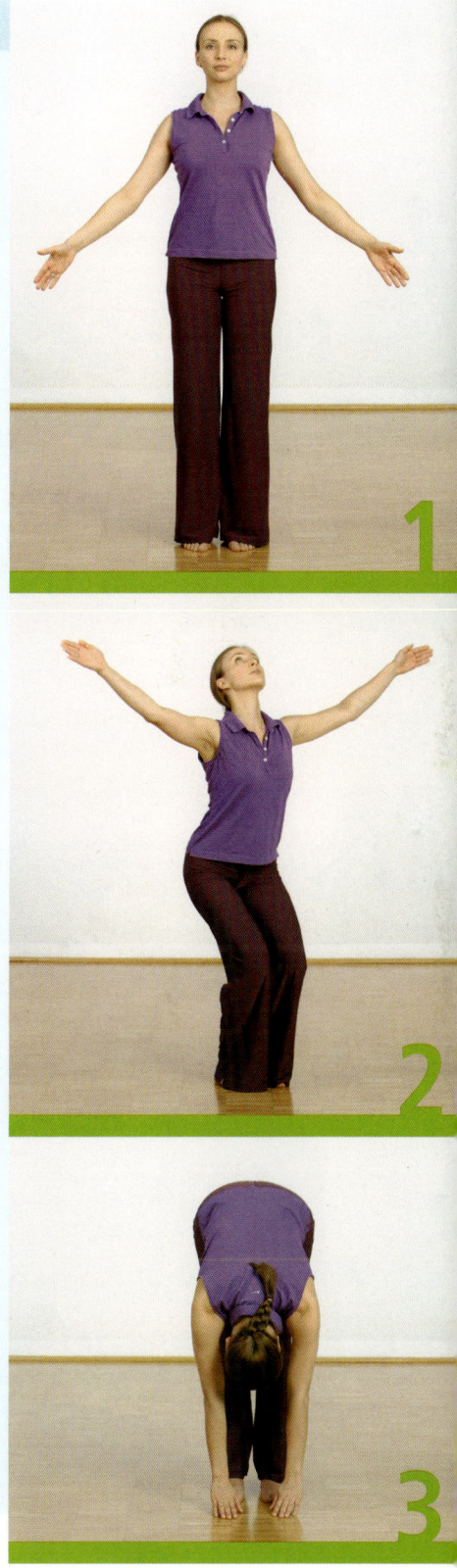

- Einatmen.
- Knie beugen und Arme nach oben strecken.

- Ausatmen.
- Richten Sie sich auf und beugen Sie sich nach vorne.
- Hände neben den Füßen auf dem Boden auflegen.

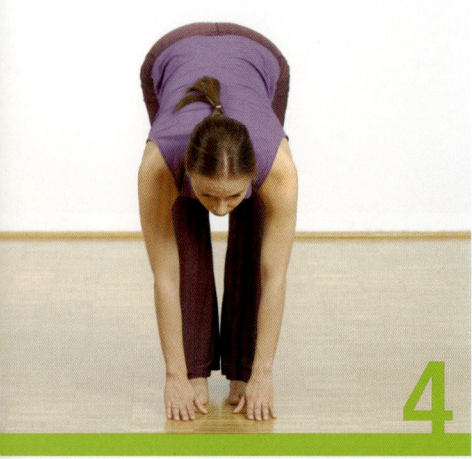

■ Einatmen.

■ Den Kopf heben und den Rücken strecken.

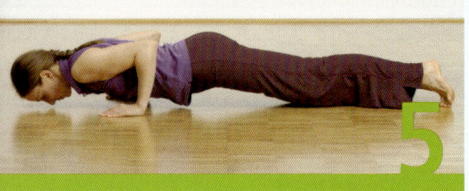

■ Ausatmen.

■ In den Liegestütz gehen oder springen.

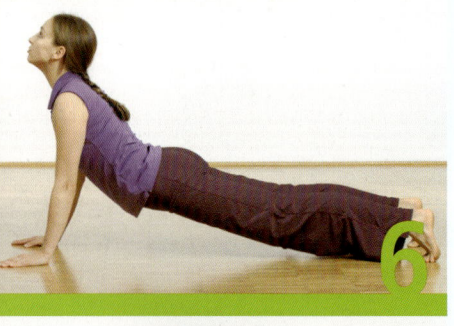

■ Einatmen.

■ Stemmen Sie sich hoch in den »Aufschauenden Hund«.

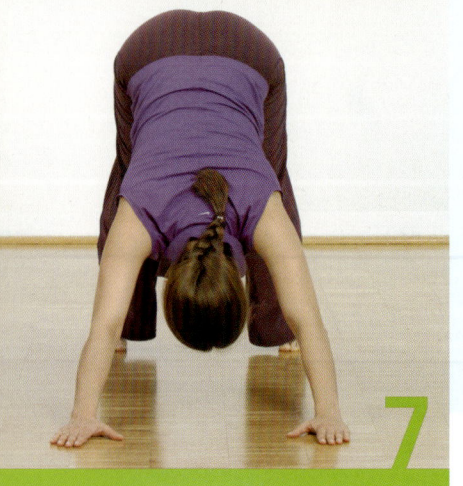

■ Ausatmen.

■ Die Position »Hinabschauender Hund« einnehmen.

- Einatmen.

- Nehmen Sie die »Kriegerhaltung« zur rechten Seite ein.

- Ausatmen.

- Lassen Sie sich weiter nach unten sinken.

- Halten Sie die Position drei Atemzüge lang.

- Drehen Sie sich zur anderen Seite.

- Einatmen.

- Die Arme hochschwingen.

- Die »Kriegerhaltung« zur linken Seite einnehmen.

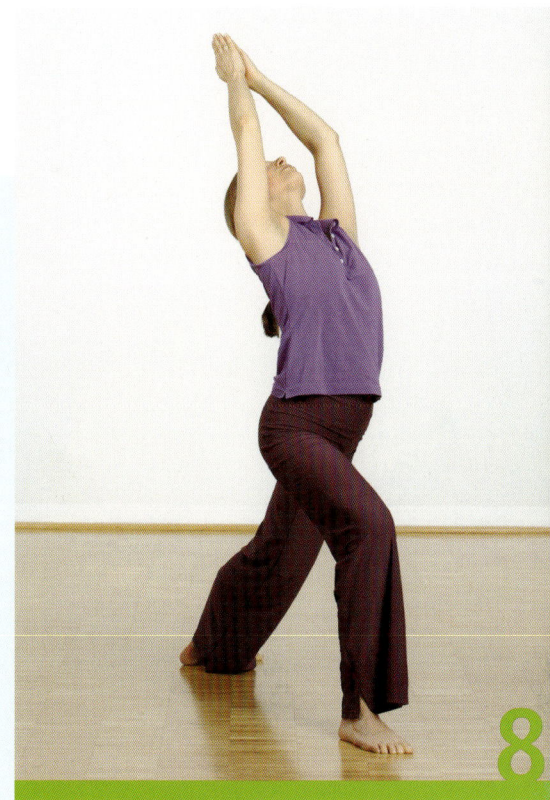

- Ausatmen.

- Zur Mitte kommen.

- Nach vorne schauen und die Arme seitlich ausstrecken.

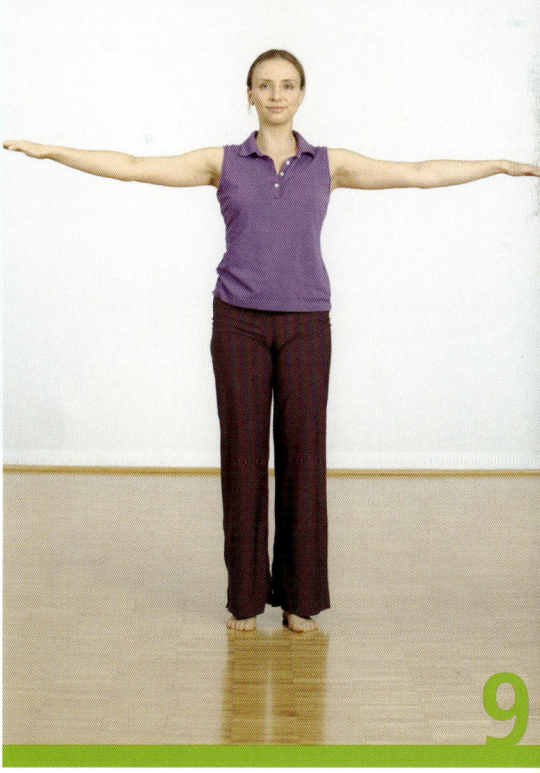

Nutzen für Körper und Geist:

Die Sequenz erfrischt den Körper und den Geist. Die Nerven entlang der Wirbelsäule werden stimuliert, und die Lunge weitet sich. Müdigkeit verschwindet.

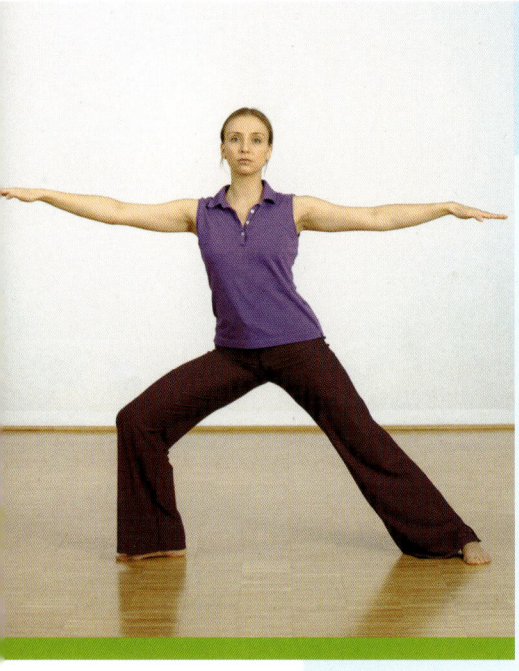

Kriegerhaltung II, rechte Seite

- Einatmen.

- Die Hüfte und den rechten Fuß zur rechten Seite drehen.

- Der Blick geht ebenfalls nach rechts.

- Der Rumpf bleibt nach vorne ausgerichtet.

- Die Arme nach oben führen. Die Hände zusammenlegen. Die Fingerspitzen weisen nach oben.

- Ausatmen.

- Das Knie beugen und weit nach rechts in diese Haltung sinken.

- Der Blick ruht auf dem ausgestreckten rechten Arm.

- Verharren Sie fünf Atemzüge lang in der Position.

- Einatmen.

- Zurück zur Mitte hochkommen.

- Ausatmen.

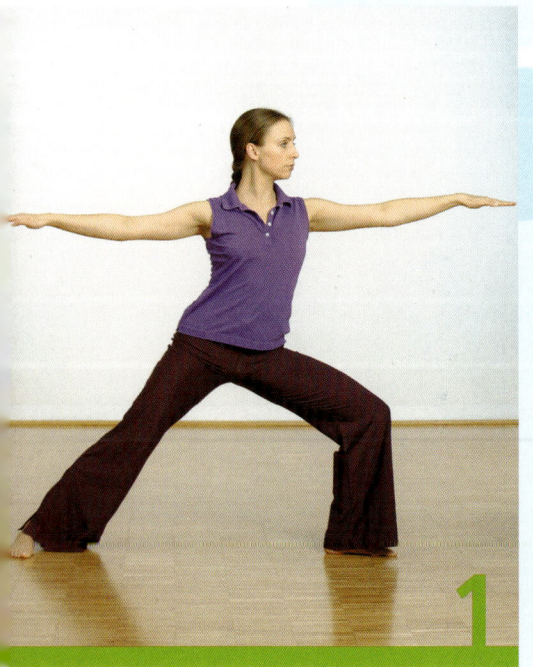

Kriegerhaltung II, linke Seite

- Einatmen.

- Drehen Sie die Füße nun zur anderen Seite. Der Blick geht nach links. Der Rumpf bleibt nach vorne ausgerichtet.

- Ausatmen.

- Das Knie beugen und weit nach links in diese Haltung sinken.

- Der Blick ruht auf dem ausgestreckten linken Arm.

- Verharren Sie fünf Atemzüge lang in der Position.

- Einatmen.

- Zur Mitte kommen wie zuvor.

- Ausatmen.

- Lassen Sie sich wie bei der »Kriegerhaltung II« nach links sinken.

- Beugen Sie sich weit nach unten, setzen Sie Hände und Knie auf dem Boden auf.

- Legen Sie die Hände hüftbreit voneinander entfernt neben dem rechten Fuß auf dem Boden auf.

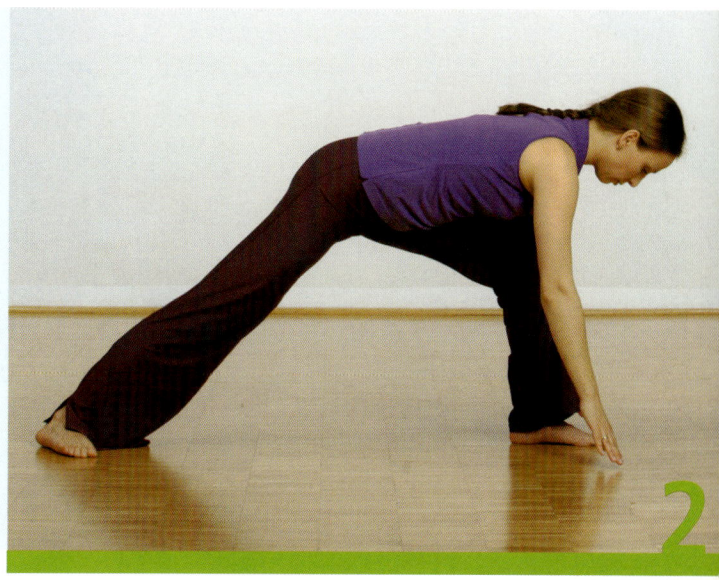

Nutzen für den Körper:

Da der Brustkorb in den Kriegerhaltungen geweitet ist, wird die Tiefenatmung weiter intensiviert. Die Fuß- und Kniegelenke werden gestärkt, Wadenkrämpfe lösen sich. Fettablagerungen um die Hüften können reduziert werden. Schulter- und Nackenverspannungen lösen sich. Durch den Abbau von Energieblockaden im Schulter-Nacken-Bereich verringert sich die Anfälligkeit für Kopfschmerzen.

Vierfüßlerstand oder »Katze«

- Einatmen.

- Nehmen Sie den Vierfüßlerstand ein.

- Die Unterschenkel liegen auf dem Boden, sodass zwischen ihnen und den Oberschenkeln ein rechter Winkel entsteht.

- Legen Sie den Kopf leicht in den Nacken, lassen Sie die Wirbelsäule nach unten sinken, sodass ein leichtes Hohlkreuz entsteht.

- Ziehen Sie das Gesäß etwas nach oben.

- Halten Sie die Schultern gerade.

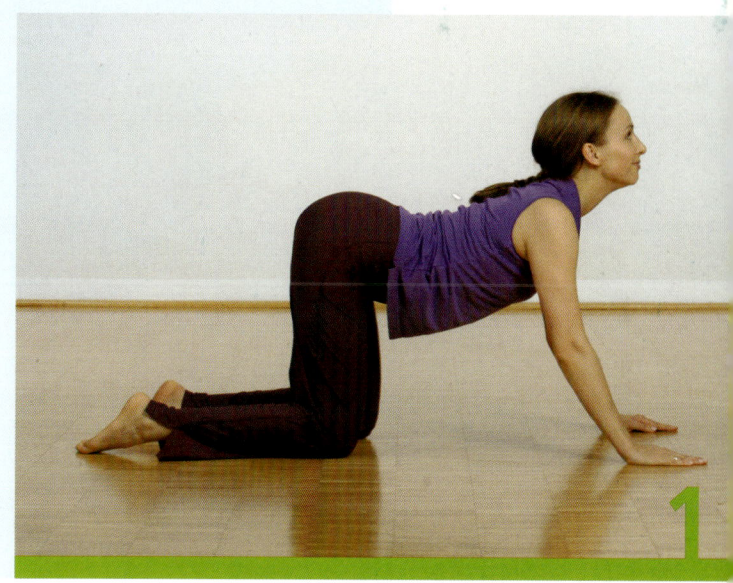

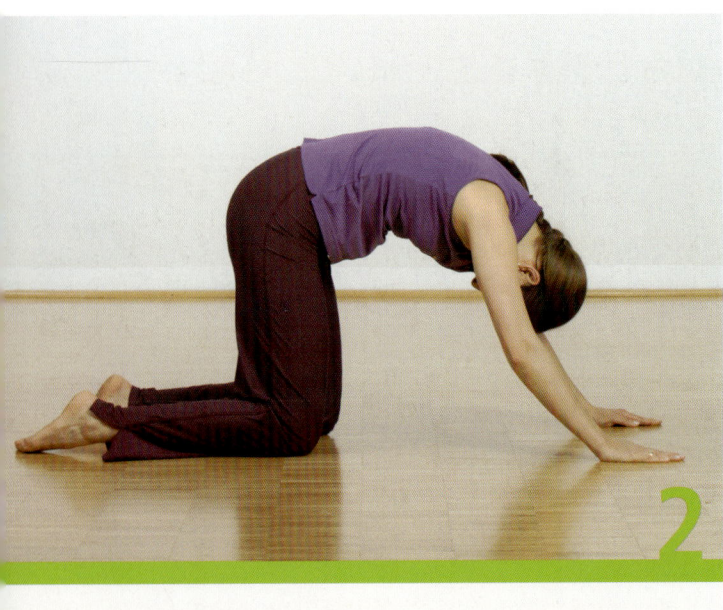

- Ausatmen.
- Strecken Sie die Wirbelsäule nun langsam und machen Sie einen Buckel.
- Dehnen Sie sich in den Buckel hinein, bis der Rücken rund wird.
- Die Bandhas anspannen.
- Den Kopf hängen lassen.

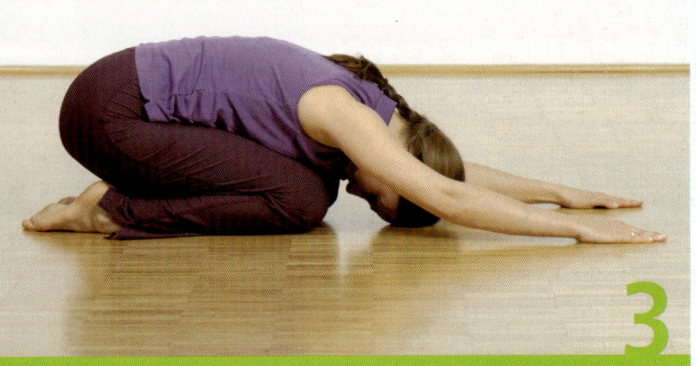

- Setzen Sie sich auf die Unterschenkel, strecken Sie die Hände über den Kopf weit nach vorne.
- Fünf Atemzüge lang in der Haltung verweilen.
- Einatmen.
- Wieder hochkommen.

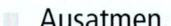

- Ausatmen.
- Den Vierfüßlerstand einnehmen.
- Die Übung 3-mal wiederholen.
- Einatmen.
- Ein Bein nach dem anderen anziehen und nach vorne führen, bis beide auf dem Boden aufliegen.
- Ausatmen.
- Gerade sitzen.

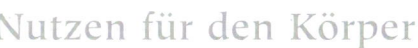

Nutzen für den Körper:

Der Vierfüßlerstand ist eine ausgezeichnete Übung zur Entlastung der Wirbelsäule und der Bandscheiben. Sie kann gut auch zwischendurch, unabhängig vom Power Yoga-Programm, durchgeführt werden.

TIPPS: Wenn Sie Ihr Training nach den Power Yoga-Übungen im Stehen unterbrechen oder beenden möchten, nehmen Sie bitte immer zuerst noch die Ausklangpositionen im Sitzen ein. Hören Sie nie einfach mitten im Programm auf, da sich sonst ein Gefühl körperlicher Unausgeglichenheit einstellen kann.

Es ist ratsam, die stehenden Positionen so lange zu üben, bis man alle beherrscht, und erst dann mit dem Programm fortzufahren.

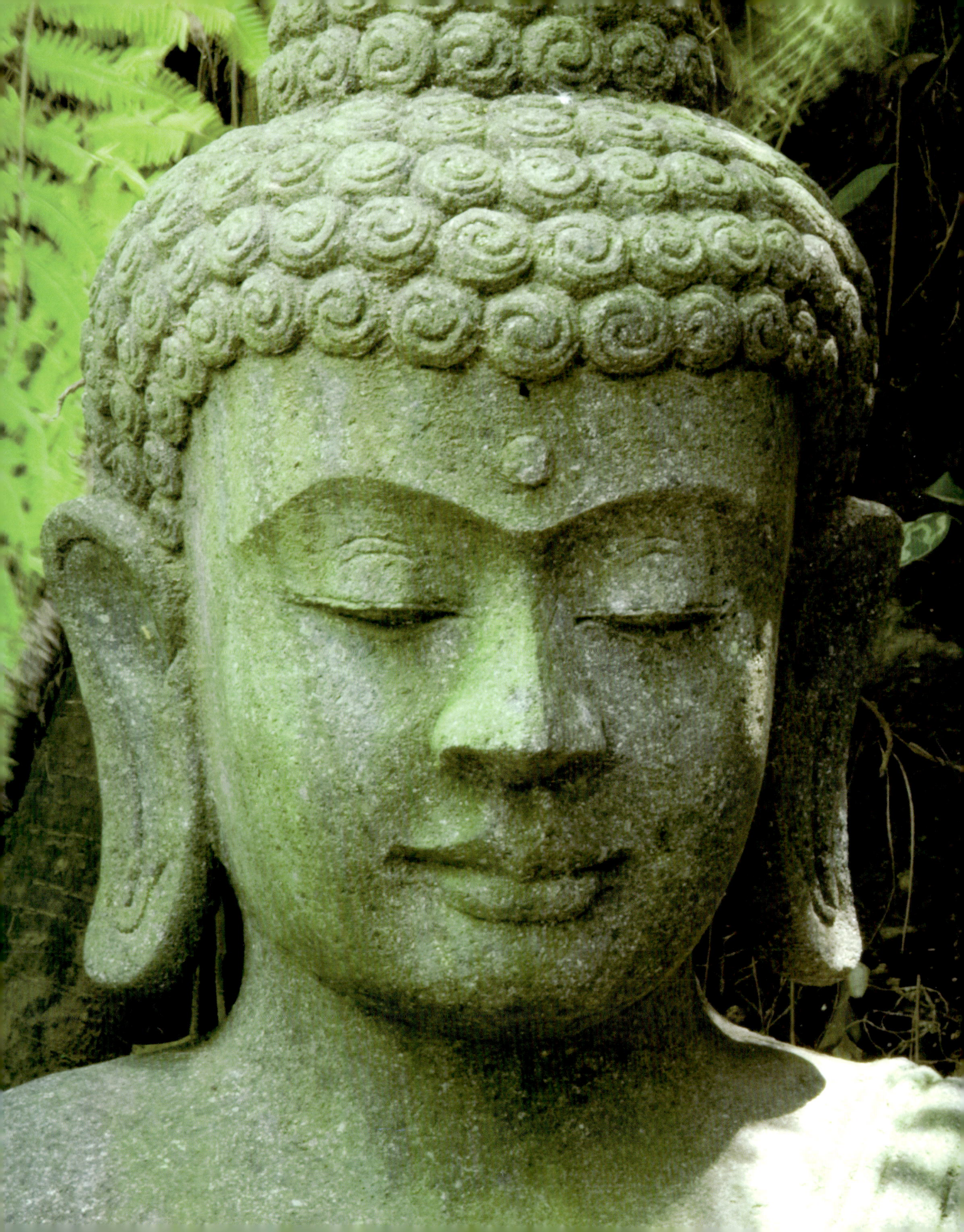

IV.

INS ZENTRUM
DER KRAFT KOMMEN

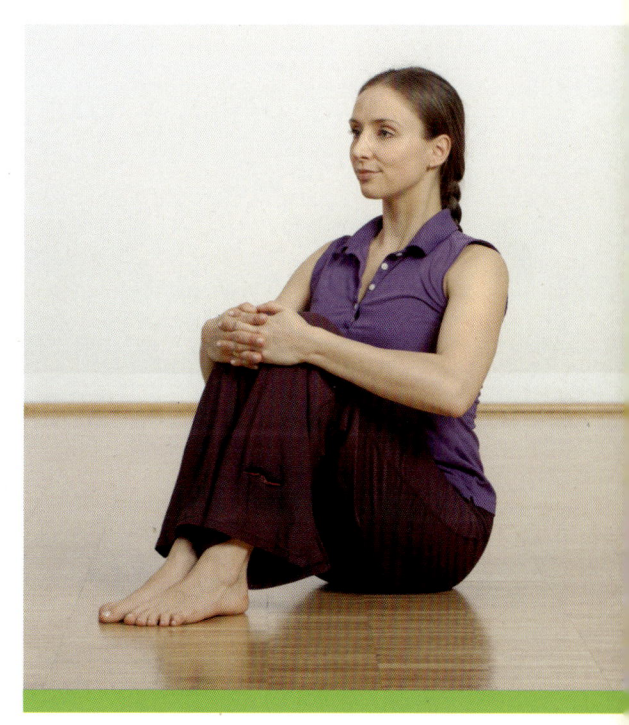

Die Übungen im Power Yoga, die am Boden ausgeführt werden, führen zur Selbstzentrierung, indem Bewegung und Atmung synchronisiert und die Konzentration gesteigert werden.

Durch die Übungen am Boden fließt die Energie immer freier durch den Körper, wir werden sensibel und wach. Indem wir ruhiger werden, können wir eine harmonische Beziehung zu uns und der Welt um uns aufbauen.

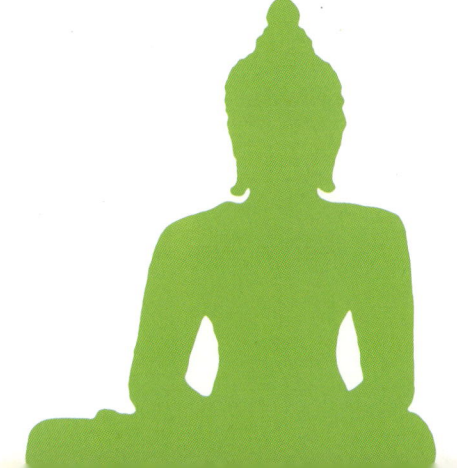

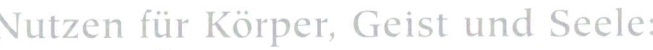

Nutzen für Körper, Geist und Seele:

Durch die Übungen am Boden werden die inneren Organe massiert und energetisiert. Der Rücken erfährt eine Stärkung, das Becken wird besser durchblutet und Beschwerden im Urogenitalbereich werden gemildert. Wir erfahren eine gesamtphysiologische Entspannung, unser Denken wird klarer, Angstgefühle und emotionale Verstimmungen verflüchtigen sich. Das Ergebnis ist eine positive Ausstrahlung und Präsenz.

DAUER DER ÜBUNGSSEQUENZEN:
Übungen am Boden und anschließendes Cool-down zwischen 15 und 30 Minuten, je nach Anzahl der Atemzüge; 16 Übungssequenzen.

POWER YOGA — ÜBUNGEN AM BODEN

Grundposition im Sitzen

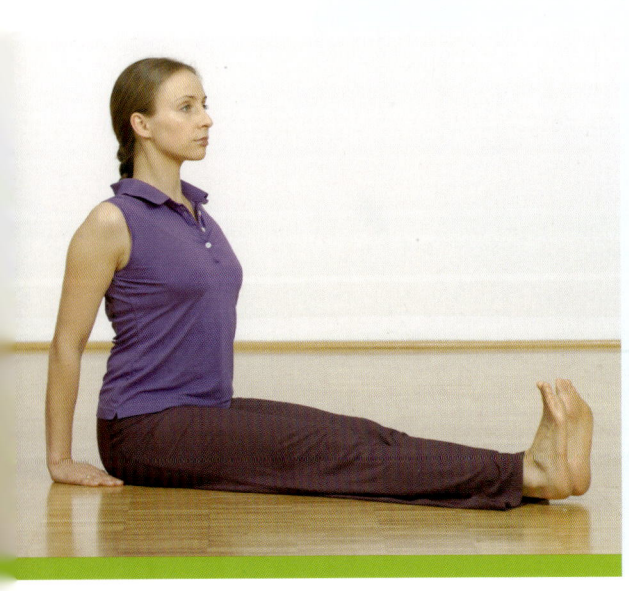

- Einatmen.
- Die Handflächen liegen neben dem Gesäß auf dem Boden auf.
- Die Beine liegen parallel zueinander auf dem Boden.
- Die Beine strecken und die Zehen zum Körper hin hochziehen.
- Die Wirbelsäule ist gerade, der Kopf leicht nach unten gebeugt.
- Die Schultern sind ein wenig nach hinten gezogen, sodass sich der Brustkorb weitet.

- Ausatmen.
- Die Bandhas und die Oberschenkel sind angespannt.

- Fünf Atemzüge lang in der Position verweilen.

Vorwärtsbeugung

- Einatmen.
- Die Arme gestreckt nach oben führen.
- Die Handflächen liegen aneinander.

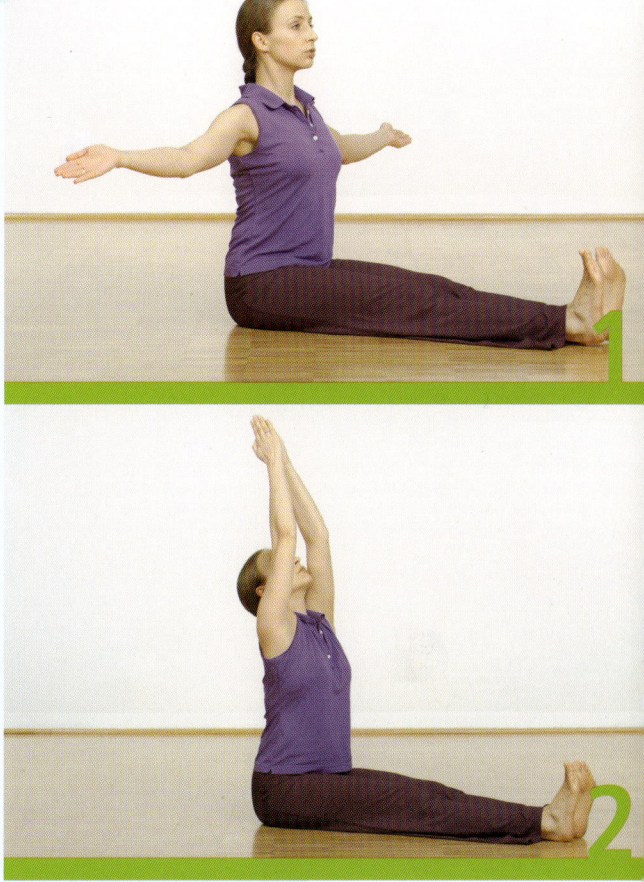

- Ausatmen.
- Den Oberkörper nach vorne beugen,
  mit Daumen und Zeigefinger die großen Zehen umfassen
  (oder die Hände auf die Knöchel legen).

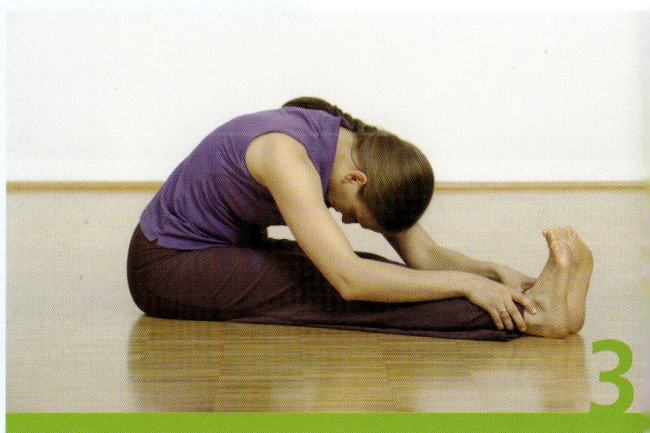

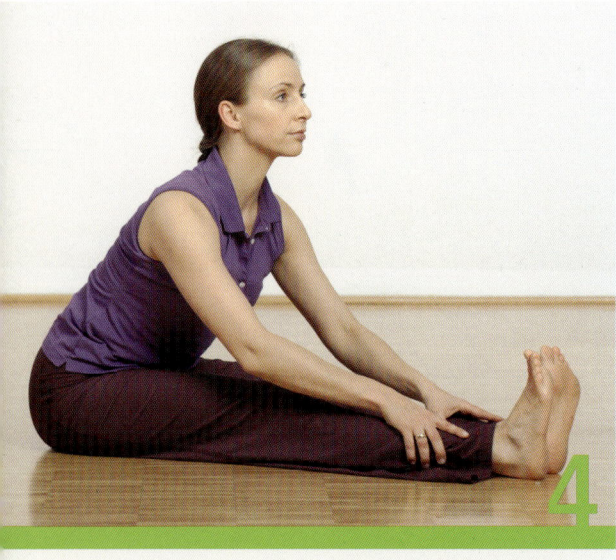

- Einatmen.

- Der Rücken bleibt gestreckt,
  der Kopf wird leicht in den Nacken gelegt.

- Der Blick geht nach oben.

- Die Bandhas und Beinmuskeln anspannen.

- Denken Sie an das Ozeanische Atmen!

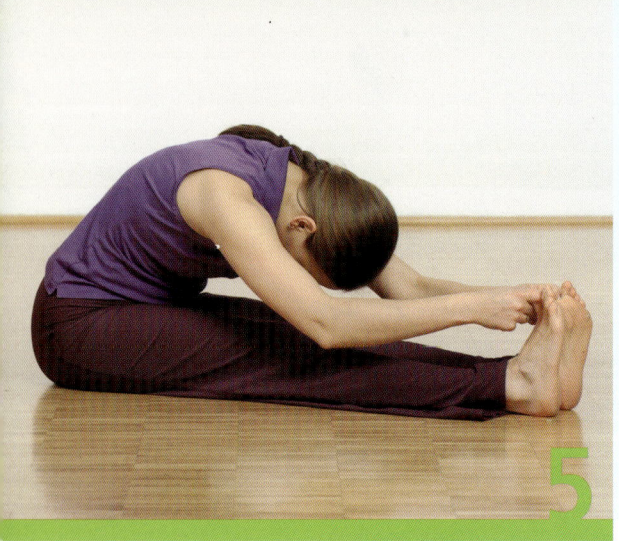

- Ausatmen.

- Winkeln Sie jetzt die Ellenbogen an,
  ziehen Sie sich mit den Oberarmen nach unten.

- Legen Sie das Kinn auf die Knie,
  halten Sie dabei den Rücken gerade.

- Bandhas und Oberschenkelmuskeln anspannen.

- Der Blick ist auf die Zehen gerichtet.

- Fünf Atemzüge lang in der Position verweilen.

TIPP FÜR ANFÄNGER: Legen Sie die Hände an die Knöchel, wenn Sie die Zehen nicht erreichen können. Achten Sie auf einen geraden Rücken!

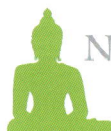 Nutzen für den Körper:
Der mittlere Rückenbereich und die inneren Organe werden gestärkt.

Intensive Vorwärtsbeugung

- Einatmen.

- Den Kopf heben.

- Die Arme und den Rücken strecken.

- Ausatmen.

- Nach vorne beugen, mit den Händen die Füße, wenn möglich, ganz umfassen.

- Das Kinn weist in Richtung Knie.

- Fünf Atemzüge lang in der Position verweilen.

- Einatmen.

- Den Oberkörper ganz aufrichten.

- Die Handflächen seitlich neben dem Gesäß auf den Boden auflegen.

- Ausatmen.

- Gerade sitzen.

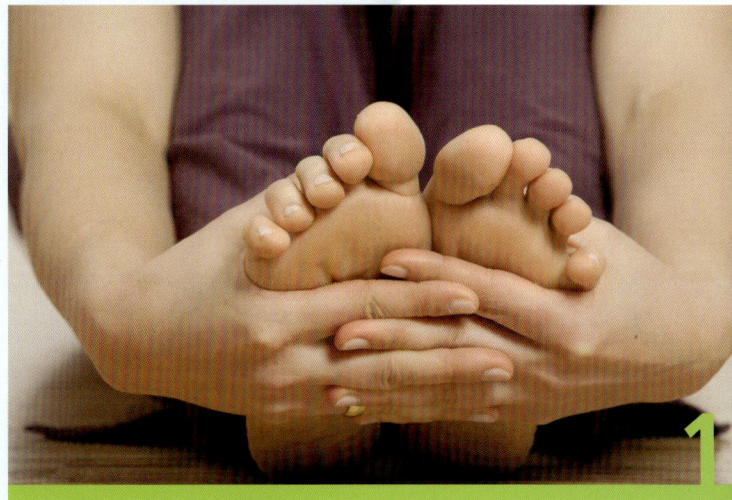

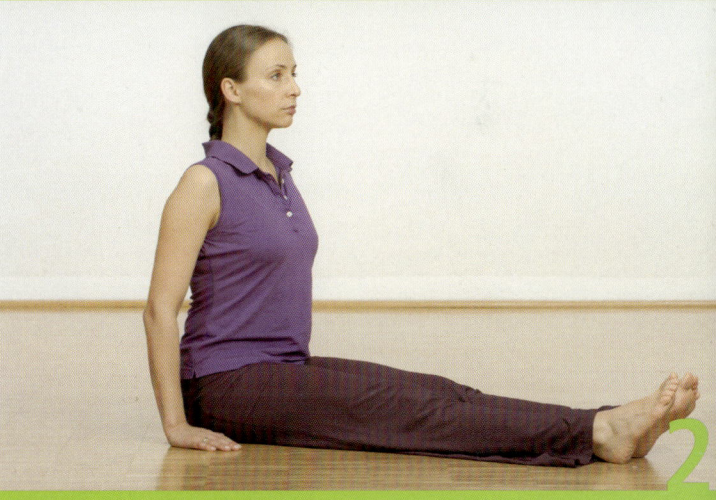

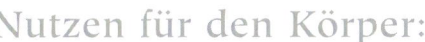 Nutzen für den Körper:

B. K. S. Iyengar, der Yoga bereits in den 50er-Jahren international populär machte, hat die positiven Wirkungen der Vorwärtsbeugen im Sitzen besonders hervorgehoben und sie so begründet: Bei Tieren verläuft die Wirbelsäule horizontal, und das Herz befindet sich unter ihr. Das gibt den Tieren große Ausdauer. Beim Menschen dagegen verläuft die Wirbelsäule vertikal, und das Herz ist vor ihr positioniert. Das bewirkt, dass wir schneller ermüden und anfälliger für Herzerkrankungen sind.

Beim Vorwärtsbeugen wird die Wirbelsäule in eine horizontale Lage gebracht. Wenn wir eine Weile in dieser Position bleiben, werden Herz und Unterleibsorgane massiert. Die Durchblutung des Unterleibs wird angeregt, und das kann gegen Impotenz wirken.

Nach der traditionellen Form des Power Yoga werden die fließenden Übergänge zwischen den einzelnen Power Yoga-Übungen im Sitzen durch die Übernahme eines Teils des Sonnengrußes I oder aber durch die Wiederaufnahme eines vollständigen Sonnengrußes geschaffen. Man nennt diese Technik **Vinyasa** – ein Bewegungsfluss, der die einzelnen Asanas miteinander verbindet. Wir haben unsere Power Yoga-Serie vereinfacht und diese relativ anstrengenden Zwischensequenzen bewusst ausgelassen. Denjenigen, die dennoch die Übungen im Sitzen durch Vinyasa verbinden möchten, geben wir hier ein Beispiel:

- Einatmen.
- Die Beine zum Schneidersitz kreuzen.
- Die Hände im Sitzen fest auf den Boden drücken, die Bauchmuskeln anspannen.

- Ausatmen.
- Stoßen Sie sich nun mit den Füßen vom Boden ab. Strecken Sie dabei die Beine.
- Springen Sie nach hinten in den Liegestütz.

- Einatmen.
- Die Position des »Aufschauenden Hundes« einnehmen.

- Ausatmen.
- Die Position »Hinabschauender Hund« einnehmen.

- Einatmen.
- Die Bauchmuskulatur anspannen.
- Die Beine anziehen.

- Ausatmen.
- Schwingen Sie sich mit gestreckten Beinen nach vorne.
- Zum Sitzen kommen.

Wir möchten es Ihnen freistellen, diese Zwischensequenzen durchzuführen. Sie können auch einfach die Grundposition des Sitzens zwischen den einzelnen Sitzübungen beibehalten. Wir haben alle Sitzübungen so angeordnet, dass auf jede Muskeldehnung eine Muskelentspannung folgt und die Abfolge der Bewegungen leicht zu erlernen ist. Wenn die Atemtechnik und die Aktivierung der Bandhas richtig ausgeführt werden, entsteht ein wirkungsvoller Bewegungsfluss und die innere Hitze wird aufrechterhalten.

Rückwärtsbeugung

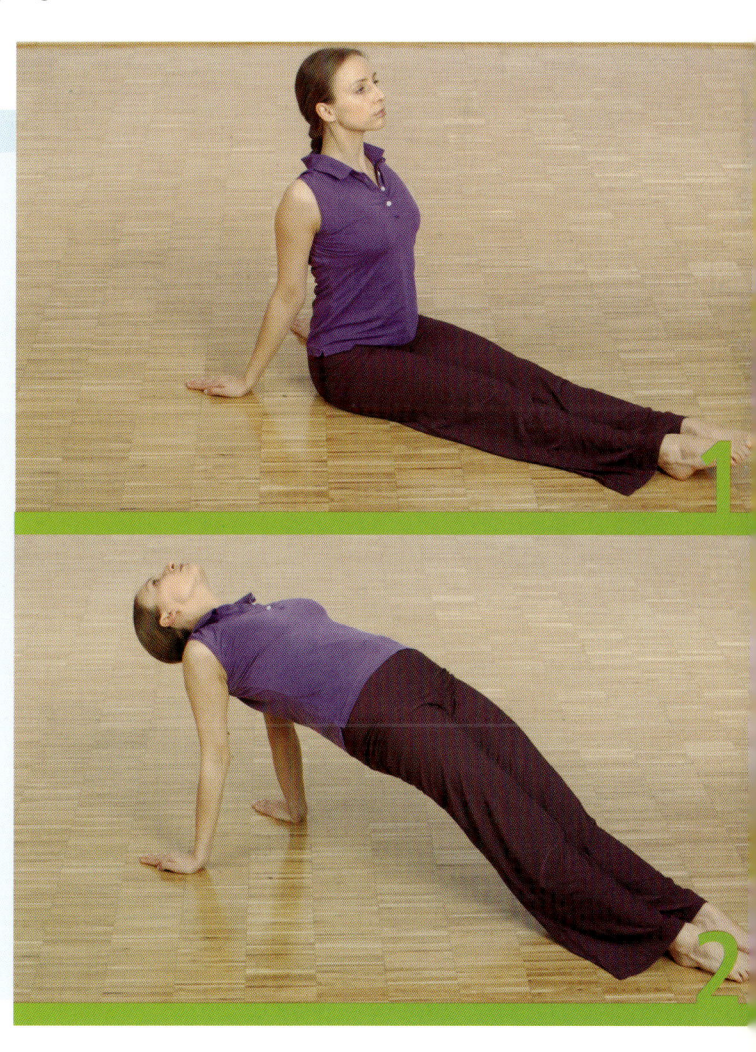

▫ Einatmen.

▫ Legen Sie die Handflächen hinter sich auf dem Boden auf, die Finger sind entspannt.

▫ Ausatmen.

▫ Stemmen Sie sich hoch, bis der Körper eine Gerade bildet.

▫ Die Schulterblätter sind leicht nach hinten zusammengezogen, der Brustkorb ist geweitet.

▫ Die Oberschenkel sind angespannt.

▫ Die Position fünf Atemzüge lang halten.

▫ Einatmen.

▫ Die Spannung halten.

- Ausatmen.
- Die Position lösen und wieder zum Sitzen kommen.

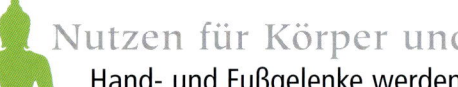

Nutzen für Körper und Geist:

Hand- und Fußgelenke werden gestärkt und die Schultergelenke beweglicher. Der Brustkorb wird geweitet, Herz und Kreislauf werden angeregt. Die Übung ist ein Ausgleich zu den anstrengenden Vorwärtsbeugen und lässt Müdigkeit verschwinden.

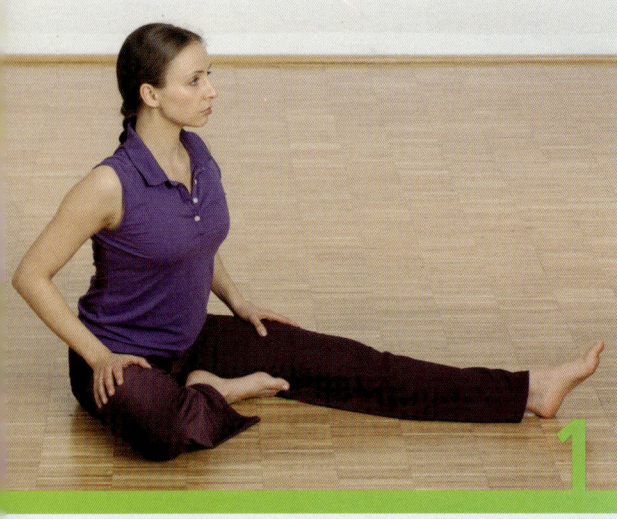

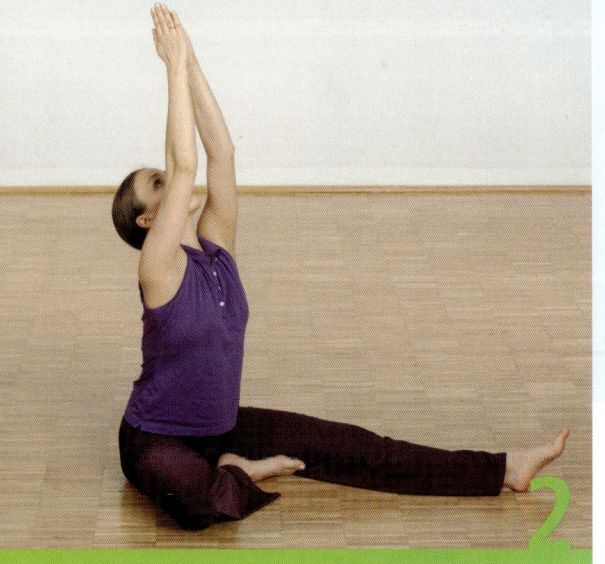

Halber Lotus, rechte Seite

- Einatmen.
- Das rechte Bein anwinkeln.

- Ausatmen.
- Den rechten Fuß auf den linken Oberschenkel legen, die Fußinnenseite zeigt nach oben.

- Einatmen.
- Die Arme nach oben führen, den Kopf heben, den Rücken strecken.

- Ausatmen.

- Beugen Sie sich weit nach vorne, achten Sie dabei auf einen geraden Rücken.

- Ziehen Sie den Oberkörper nach unten.

- Den Kopf in Richtung Knie bringen.

- Den gestreckten Oberschenkel anspannen.

- Der Blick geht zu den Füßen.

- Fünf Atemzüge lang in der Position verweilen.

- Einatmen.

- Die Arme nach oben führen, den Kopf heben, den Rücken strecken.

- Ausatmen.

- Das angewinkelte Bein ausstrecken.

- Sitzen.

Halber Lotus, linke Seite

- Einatmen.
- Das linke Bein anwinkeln.

- Ausatmen.
- Den linken Fuß auf den rechten Oberschenkel legen, die Fußinnenseite zeigt nach oben.

- Einatmen.
- Die Arme nach oben führen, den Kopf heben, den Rücken strecken.

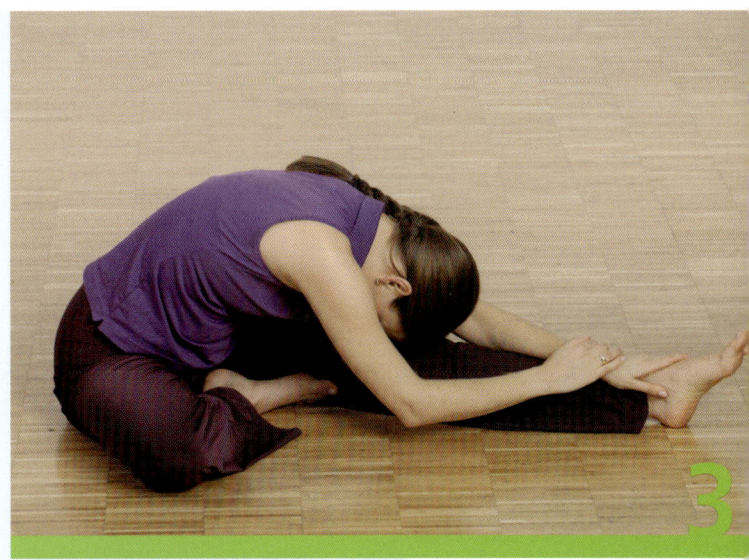

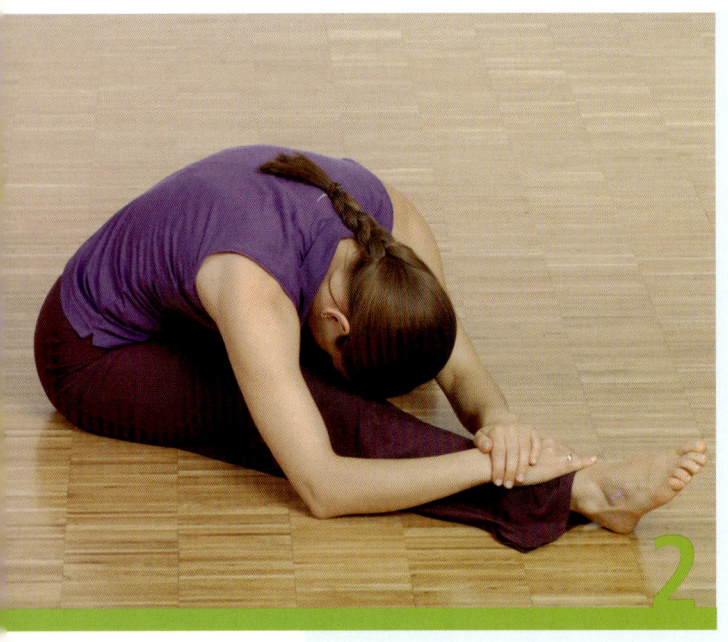

- Ausatmen.
- Beugen Sie sich weit nach vorne, achten Sie dabei auf einen geraden Rücken.
- Ziehen Sie den Oberkörper nach unten.
- Den Kopf in Richtung Knie bringen.
- Den gestreckten Oberschenkel anspannen.
- Der Blick geht zu den Füßen.

- Fünf Atemzüge lang in der Position verweilen.

- Einatmen.
- Die Arme nach oben führen.
- Den Kopf heben, den Rücken strecken.

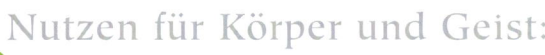

- Ausatmen.
- Das angewinkelte Bein ausstrecken.
- Sitzen.

TIPP: Vorsicht! Den »Halben Lotus« nicht bei Rücken-, Knie- oder Bänderproblemen ausführen!

Nutzen für Körper und Geist:

Die Kniegelenke werden beweglicher. Beim Vorwärtsbeugen werden die inneren Organe massiert und energetisiert. Die Durchblutung der Unterleibsorgane wird verstärkt und die Dünndarmfunktion verbessert. Konzentrationskraft und klares Denken werden gefördert. Die Übung soll sogar bei Depressionen helfen!

Halber Lotus seitwärts, rechte Seite

- Einatmen.
- Das linke Bein ausstrecken.
- Den rechten Fuß an die Innenseite des linken Schenkels legen.
- Mit der linken Hand den linken Fuß fassen.

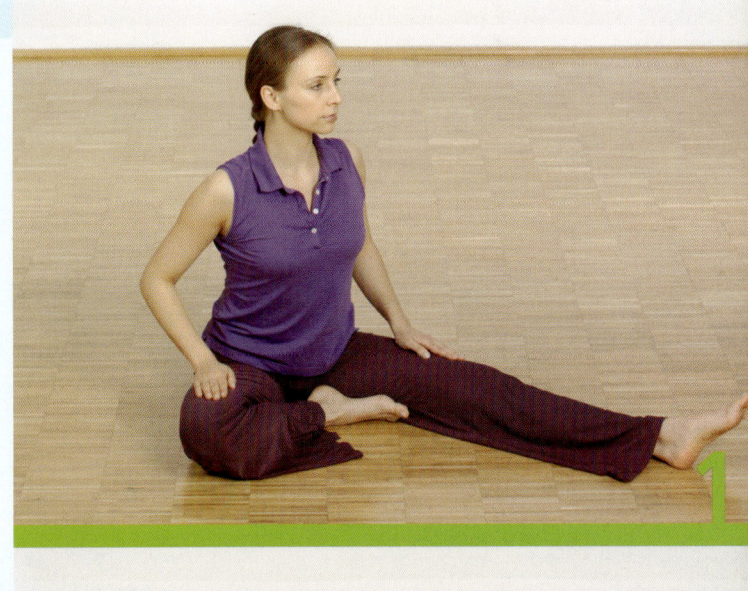

- Ausatmen.
- Den rechten Arm in einem Bogen über den Kopf führen und dehnen.
- Spüren Sie die Dehnung.
- Atmen Sie in die gedehnte Seite hinein.

- Fünf Atemzüge in der Position verweilen.

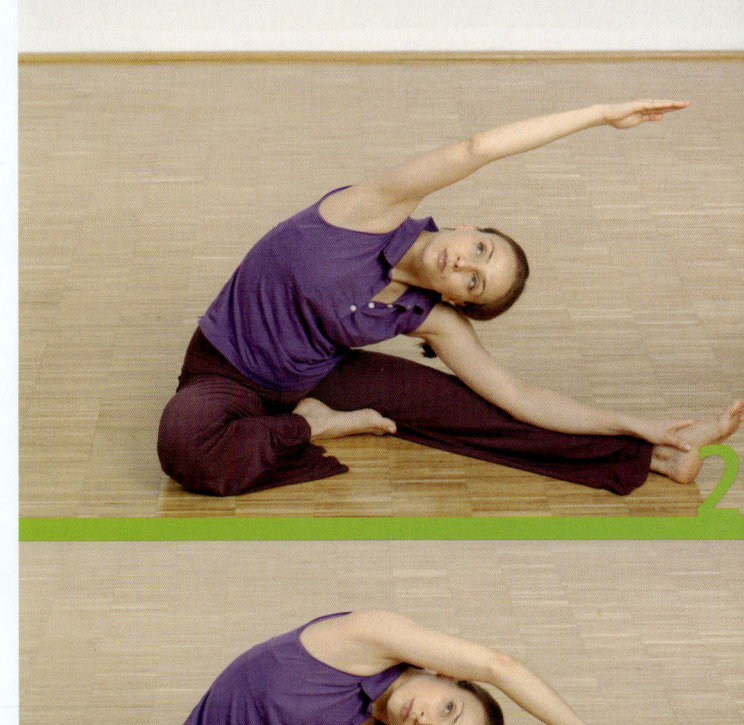

- Einatmen
- Richten Sie den Oberkörper auf.

- Ausatmen.
- Die Position lösen.
- Zur Grundposition zurückkehren.

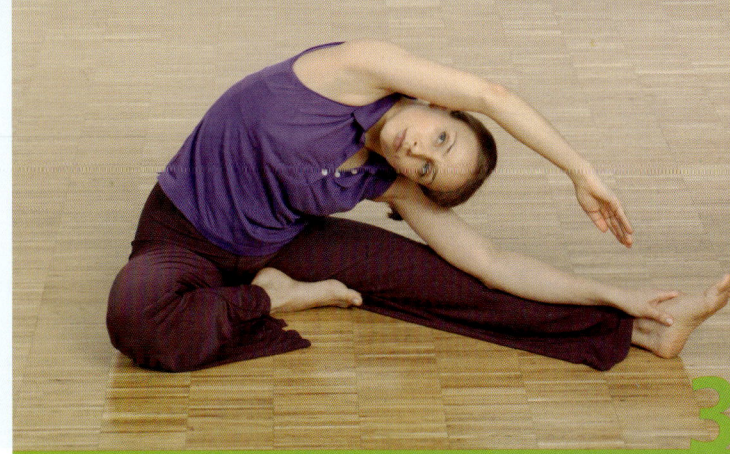

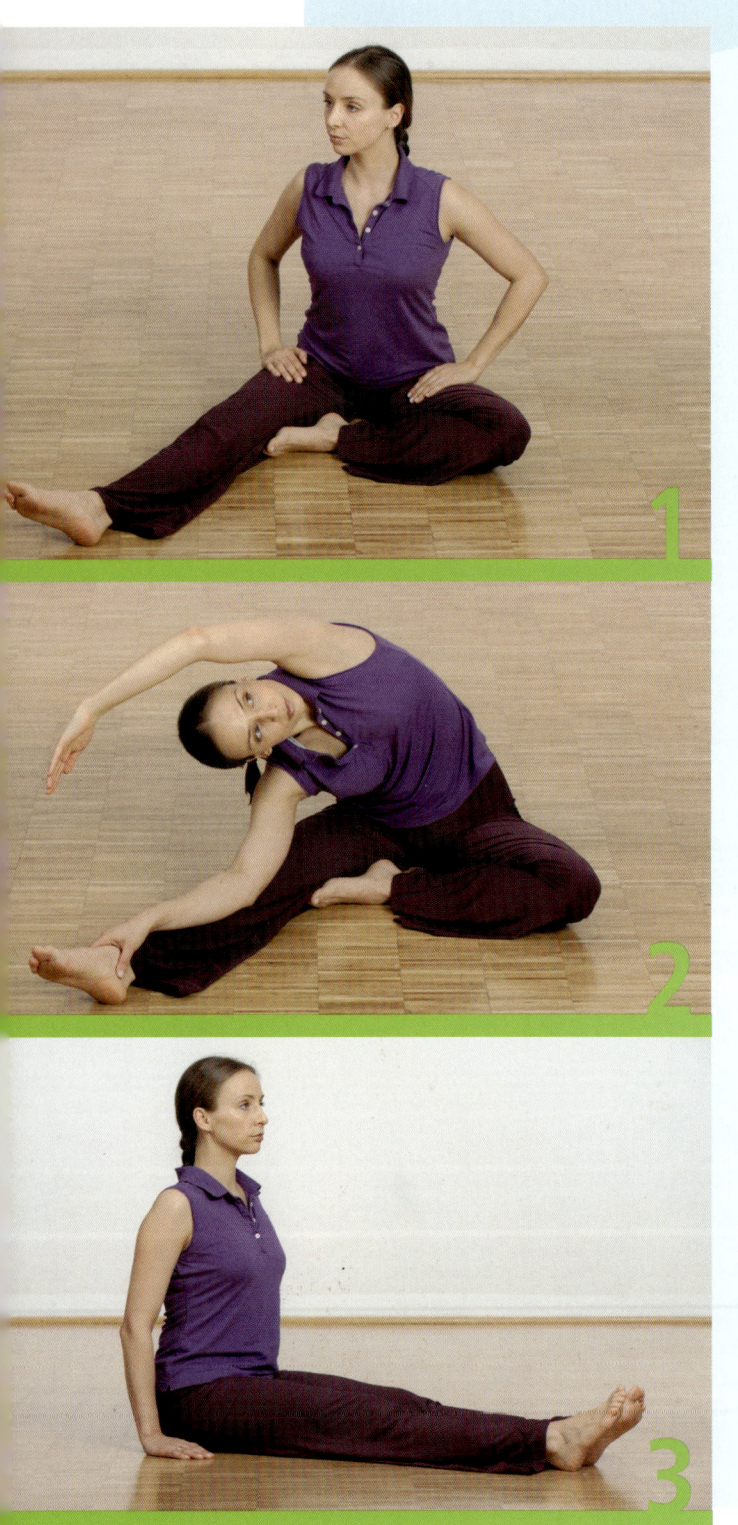

Halber Lotus seitwärts, linke Seite

- Einatmen.
- Das rechte Bein ausstrecken.
- Den linken Fuß an die Innenseite des rechten Schenkels legen.
- Mit der rechten Hand den rechten Fuß fassen.

- Ausatmen.
- Den linken Arm in einem Bogen über den Kopf führen und dehnen.
- Spüren Sie die Dehnung.
- Atmen Sie in die gedehnte Seite hinein.

- Fünf Atemzüge in der Position verweilen.

- Einatmen
- Richten Sie den Oberkörper auf.

- Ausatmen.
- Die Position lösen.
- Zur Grundposition zurückkehren.

Die Entgiftung der Leber wird gefördert. Bei unausgeglichener Leberfunktion empfinden wir bisweilen Unwohlsein, Ärger und Irritation. Die Übung stärkt die Leber und damit die eigene Freundlichkeit und Würde.

Angewinkeltes Bein, rechte Seite

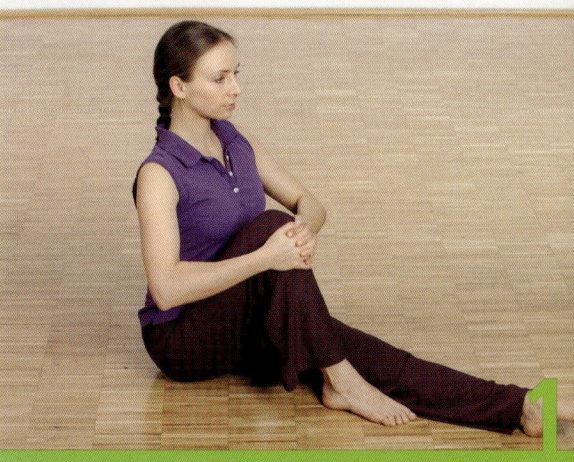

- Einatmen.
- Das rechte Bein anwinkeln, den Fuß bis an das Gesäß heranziehen und auf den Boden stellen.
- Die Fußaußenseite bildet eine Gerade mit der Hüfte.

- Ausatmen.
- Den rechten Arm nach vorne strecken.
- Den Oberkörper nach links drehen.
- Den rechten Arm am Knie vorbei nach hinten führen.
- Den linken Arm am Rücken entlang nach unten führen, bis die rechte Hand das linke Handgelenk greifen kann.

- Einatmen.
- Den Kopf heben und den Rücken strecken.

- Ausatmen.
- Den Oberkörper nach vorne beugen.
- Die Stirn berührt das Schienbein.
- Den linken Oberschenkel anspannen.

- Fünf Atemzüge lang in der Position bleiben.

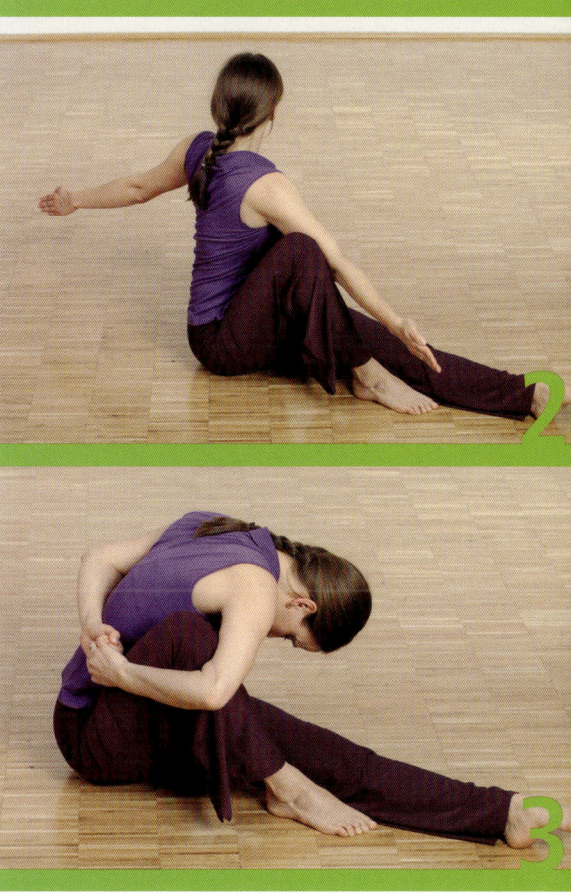

- Einatmen.
- Den Kopf heben und den Rücken strecken.

- Ausatmen.
- Die Haltung auflösen.
- Zur Grundposition zurückkehren.

Angewinkeltes Bein, linke Seite

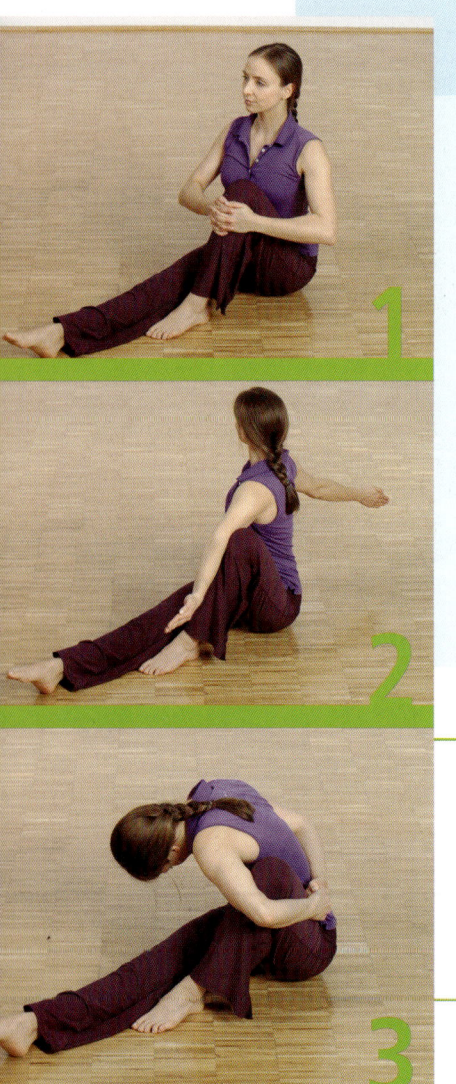

- Die Übung »Angewinkeltes Bein« (s. S. 95) zur anderen Seite hin wiederholen.

- Fünf Atemzüge lang in der Position bleiben.

- Einatmen.
- Den Kopf heben und den Rücken strecken.

- Ausatmen.
- Zur Grundposition zurückkehren.

TIPP FÜR ANFÄNGER: Führen Sie, statt das Handgelenk hinter dem Rücken zu umfassen, die Hände so weit es geht zueinander. Beugen Sie sich nicht nach vorne, bevor sich die Hände nicht berühren und Sie die vorderen Fingerglieder ineinander verschränken können!

Nutzen für Körper und Geist:
Das Gehirn wird angeregt, Sie werden klar und fühlen sich vitaler.
Die Übung schafft innere Ruhe und Ausgeglichenheit.

Boot

- Einatmen.
- Die Beine anwinkeln, die Hände umfassen die Knie.

- Ausatmen.
- Schwingen Sie die Füße nach vorne hoch,
  sodass Beine und Oberkörper einen rechten Winkel bilden.
- Die Arme nach vorne und parallel zum Boden ausstrecken.
- Der Rücken ist gerade.
- Die Bandhas sind aktiv.
- Der Blick ruht auf den Füßen.

- Fünf Atemzüge lang die Position halten.

- Ausatmen.
- Die Position lösen.

- Die Übung insgesamt 3-mal wiederholen,
  zwischendurch drei Atemzüge Pause einlegen.

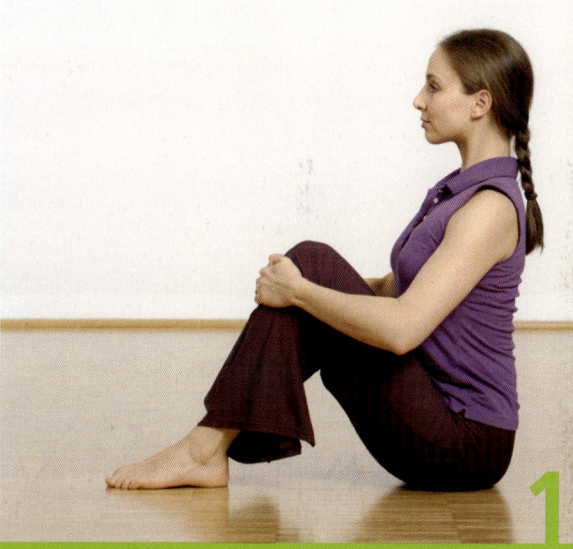

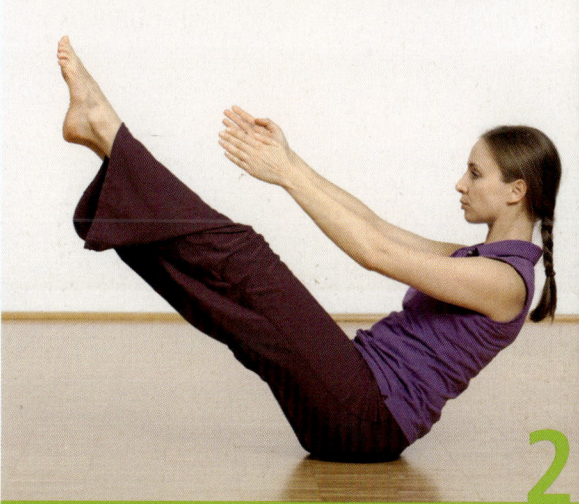

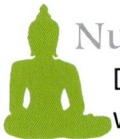

Nutzen:

Die Position hilft, einen aufgeblähten Bauch zu entspannen. Die Hitze im Körper wird intensiviert, dadurch können Sie sich im Anschluss an das »Boot« besser dehnen.

Halbe Schildkröte

- Einatmen.
- Gerade sitzen.
- Dann die Beine spreizen.

- Ausatmen.

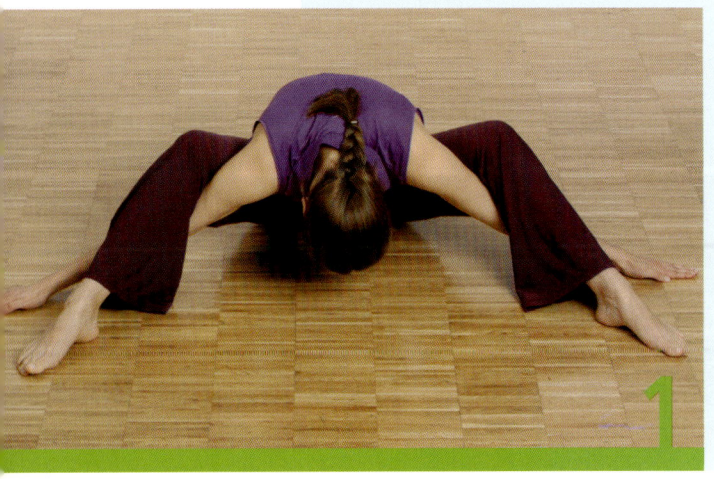

- Den Oberkörper nach vorne beugen.
- Die Arme gleiten unter den Beinen hindurch zu den Seiten.
- Die Fersen liegen locker auf dem Boden auf.
- Der Rücken bleibt gerade, dehnen Sie die Wirbelsäule!
- Die Nasenspitze weist Richtung Boden.

- Fünf Atemzüge in der Position verweilen.

- Einatmen.
- Den Kopf heben und den Rücken strecken.

- Ausatmen.
- Die Position lösen und zum Sitzen kommen.

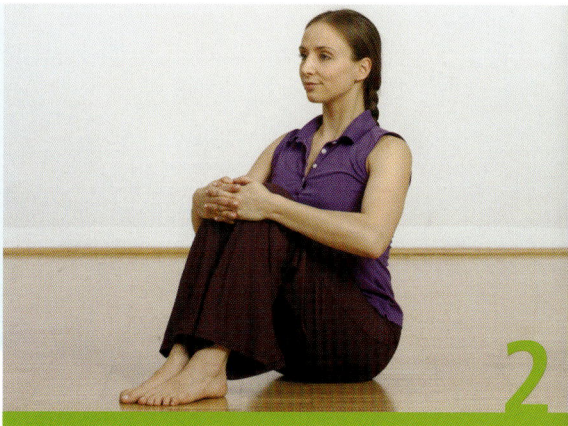

TIPP: Ob im Stehen, Sitzen oder Liegen – dehnen Sie Ihre Wirbelsäule immer wieder zwischendurch. Das gibt Ihnen einen kleinen Energieschub und entspannt Ihre Nerven!

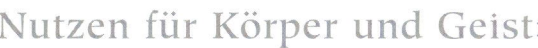

Nutzen für Körper und Geist:

Durch diese Übung wird die Wirbelsäule gedehnt: Die Bandscheiben bekommen mehr Platz, unsere Haltung wird aufrechter. Die Wirbelsäule wird gekräftigt und das Nervensystem gestärkt.

In der vollen Schildkrötenposition befinden sich die Hände hinter dem Rücken – einige Yogis schlafen in den kalten Bergregionen sogar in dieser Haltung, um die innere Wärme aufrechtzuerhalten!

Gebundener Winkel

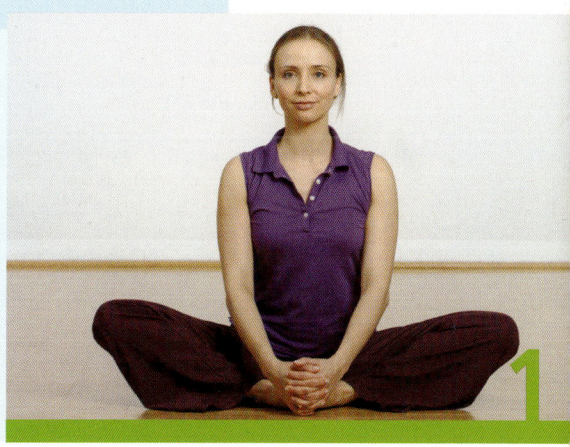

- Einatmen.
- Die Fußsohlen aneinanderlegen, die Unterseiten nach oben drehen.
- Die Hände umfassen die Füße.
- Die Wirbelsäule ist gestreckt, die Schultern sind etwas zurückgezogen.

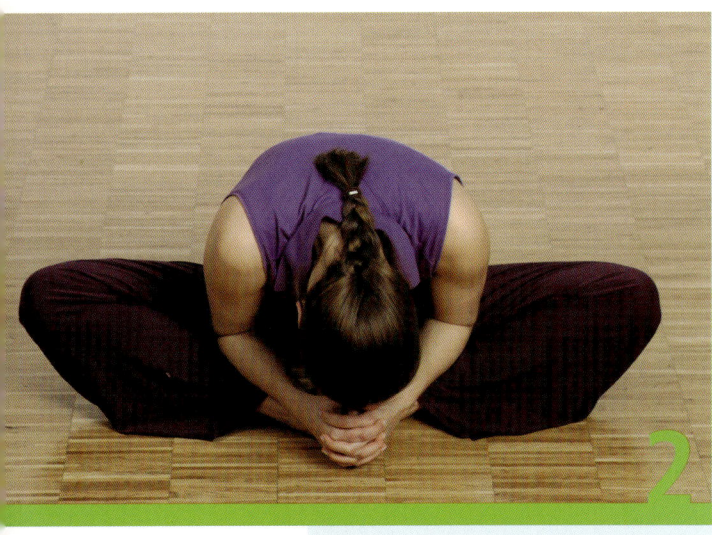

- Ausatmen.

- Beugen Sie den Oberkörper von der Hüfte aus nach vorne, die Nasenspitze weist Richtung Boden.

- Fünf Atemzüge in der Haltung verweilen.

- Einatmen.

- Nach oben kommen.

- Ausatmen.

- Die Position lösen und sitzen.

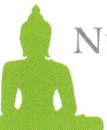 **Nutzen für Körper und Seele:**
Die Übung löst Verspannungen im Bereich des Kreuzbeins und kann sich positiv auf Probleme im Urogenitalbereich auswirken. Die Blutzirkulation im Unterleib wird verbessert, und sogar Menstruationsschmerzen können gelindert werden. Die Nierenfunktion wird angeregt, was gegen unangenehme Stimmungen und Ängste hilft.

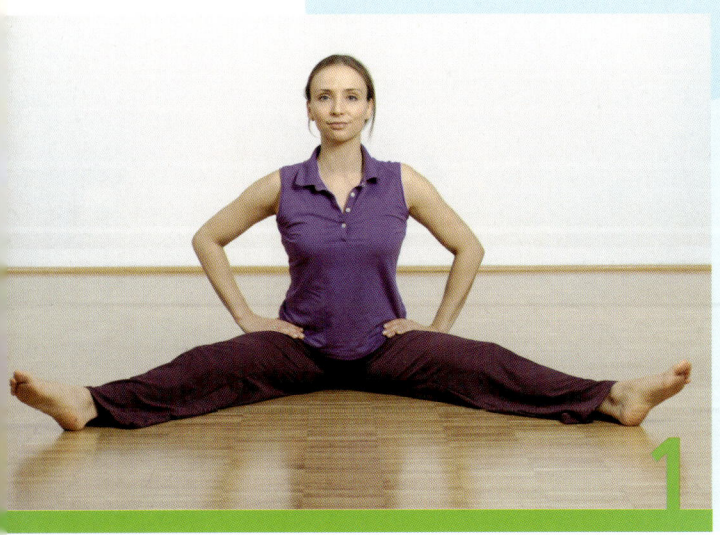

Sitzender Winkel

- Einatmen.

- Die Beine weit auseinanderspreizen.

- Die großen Zehen mit Daumen, Zeige- und Mittelfinger umfassen.

- Die Wirbelsäule dehnen.

- Die Bandhas und Oberschenkel sind angespannt.

- Ausatmen.
- Den Oberkörper nach vorne beugen.
- Der Rücken ist gestreckt.
- Der Kopf bleibt oben, der Blick ist nach vorne gerichtet.

- Fünf Atemzüge in der Haltung verweilen.

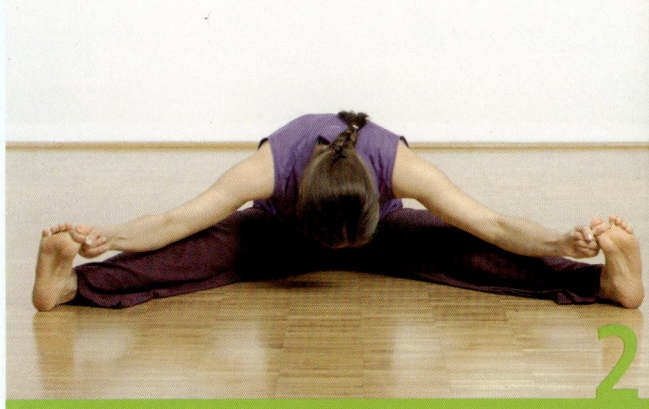

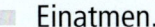 Einatmen.
- Den Oberkörper heben, der Kopf wird leicht in den Nacken gelegt, der Blick geht nach oben.
- Die Knie anwinkeln, die Zehen festhalten.

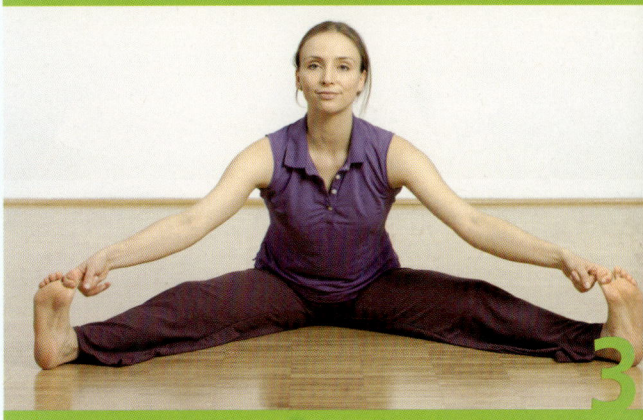

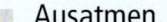 Ausatmen.
- Die Beine anwinkeln, hochschwingen, strecken und ins Gleichgewicht kommen.
- Die Bandhas sind aktiv.

- Fünf Atemzüge in der Haltung verweilen.

- Einatmen.
- Den Kopf leicht in den Nacken legen.

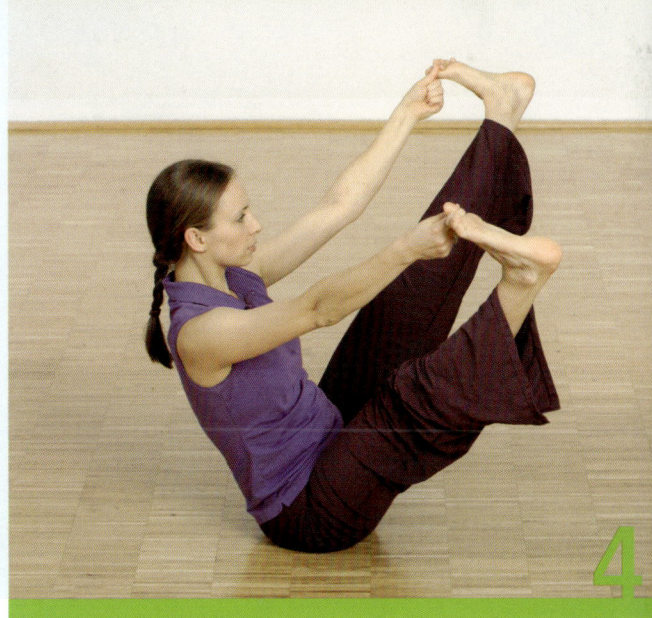

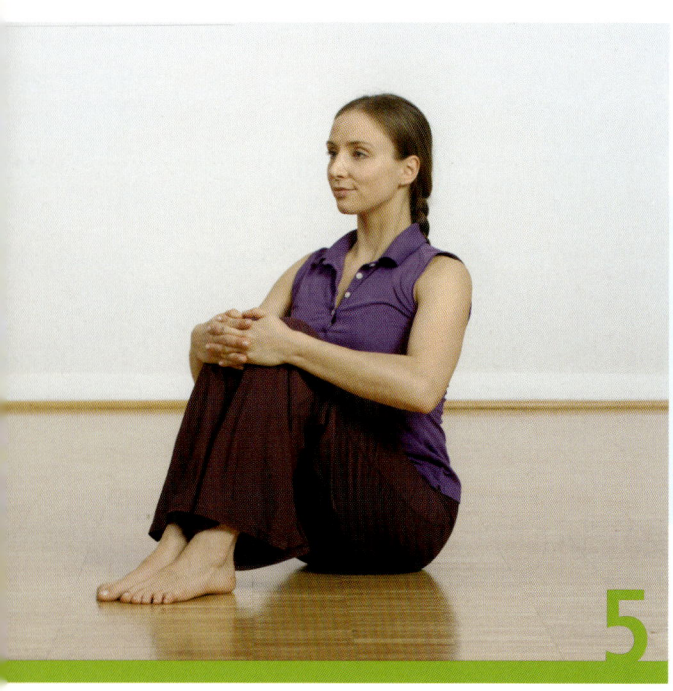

- Ausatmen.
- Die Position lösen.
- Zum Sitzen kommen.

5

TIPPS: Vorsicht! Keinesfalls den Atemfluss während der Position zum Stocken bringen, sonst können Rückenschmerzen auftreten!
Wenn Sie Probleme mit der Ausführung der Übung haben, versuchen Sie die Beine hochzuschwingen, während Sie sich mit den Händen am Boden abstützen. Spannen Sie die Bandhas an. Das wird Ihnen helfen, Ihr Gleichgewicht zu bewahren!

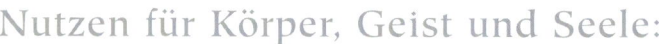

Nutzen für Körper, Geist und Seele:

Die Bauchmuskulatur wird gestrafft und die Beinmuskulatur gestärkt. Kopfschmerzen können nachlassen. Die Milz wird angeregt, was Lebensfreude und Offenheit fördert. Ist die Milzfunktion unausgeglichen, wird das Denken unklar und man neigt zu sorgenvollem Grübeln.

POWER YOGA — COOL-DOWN

»Yoga bringt das Denken in Gleichklang mit der kosmischen Energie.«

DR. MED. VINOD VERMA, PHARMAKOLOGIN UND NEUROBIOLOGIN

Konzentrieren Sie sich weiterhin auf die Bandhas und die statischen Muskelkontraktionen. Achten Sie darauf, die Ozeanische Atmung ruhig und regelmäßig auszuführen. Lassen Sie nicht in Ihrer Konzentration nach, um die Wärme aufrechtzuerhalten.

Liegen

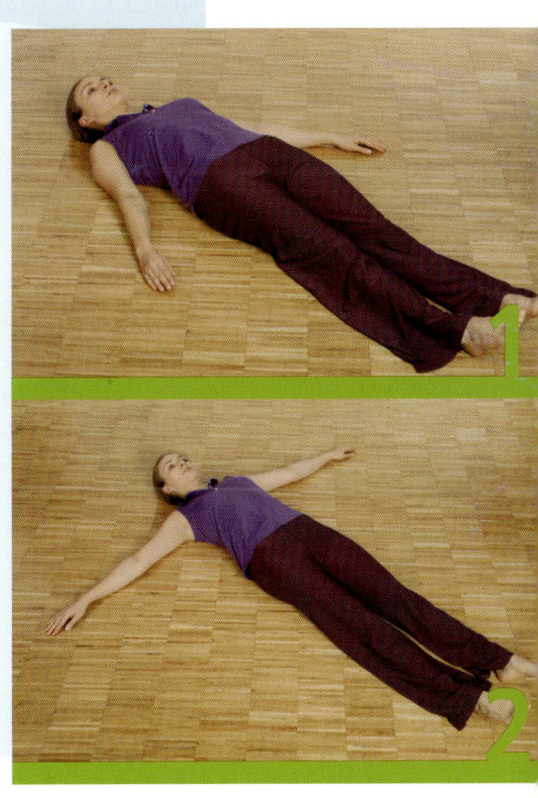

- Einatmen.
- Die Wirbelsäule aufrichten.

- Ausatmen.
- Die Sitzhaltung lösen und langsam auf den Boden gleiten.
- Die Arme seitlich ausstrecken.
- Die Beine leicht spreizen.
- Achten Sie darauf, dass Ihre Körperhaltung symmetrisch ist.
- Der Blick geht nach oben.

- Mindestens zehn Atemzüge oder länger in der Haltung verweilen.

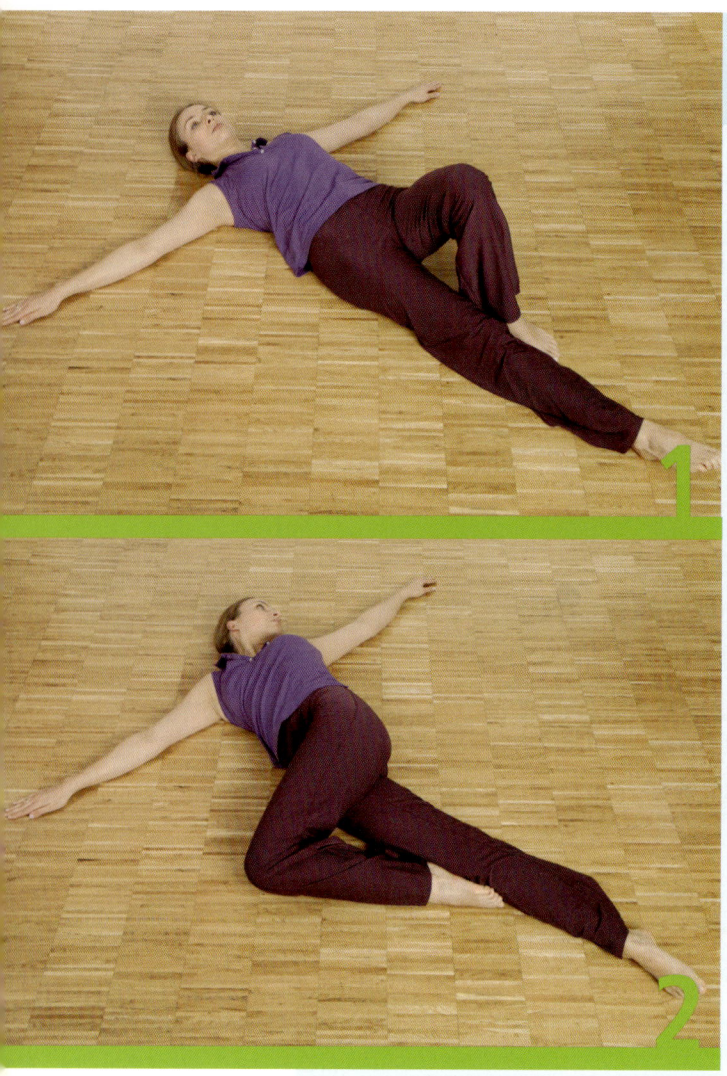

Liegende Seitwärtsdrehung nach rechts

- Einatmen.
- Das linke Knie anwinkeln, den Fuß ans rechte Knie führen.
- Das Gesäß bleibt am Boden.
- Die Armhaltung beibehalten.
- Der Kopf bleibt gerade, der Blick geht nach oben.

- Ausatmen.
- Das Knie nach rechts in Richtung Boden dehnen.
- Der Fuß bleibt am rechten Knie.
- Die Bandhas und der rechte Oberschenkel sind angespannt.
- Den Kopf nach links drehen.

- Die Position fünf Atemzüge lang halten.

- Einatmen.
- Das Bein wieder nach oben schwingen.

- Ausatmen.
- Zurück zur Mitte kommen und beide Beine ausstrecken.

Liegende Seitwärtsdrehung nach links

- Einatmen.
- Das rechte Knie anwinkeln, den Fuß ans linke Knie führen.
- Das Gesäß bleibt am Boden.
- Die Armhaltung beibehalten.
- Der Kopf bleibt gerade, der Blick geht nach oben.

- Ausatmen.
- Das Knie nach links in Richtung Boden dehnen.
- Der Fuß bleibt am linken Knie.
- Die Bandhas und der linke Oberschenkel sind angespannt.
- Den Kopf nach rechts drehen.

- Die Position fünf Atemzüge lang halten.

- Einatmen.
- Das Bein hochschwingen.

- Ausatmen.
- Zur Mitte kommen und die Beine ausstrecken.

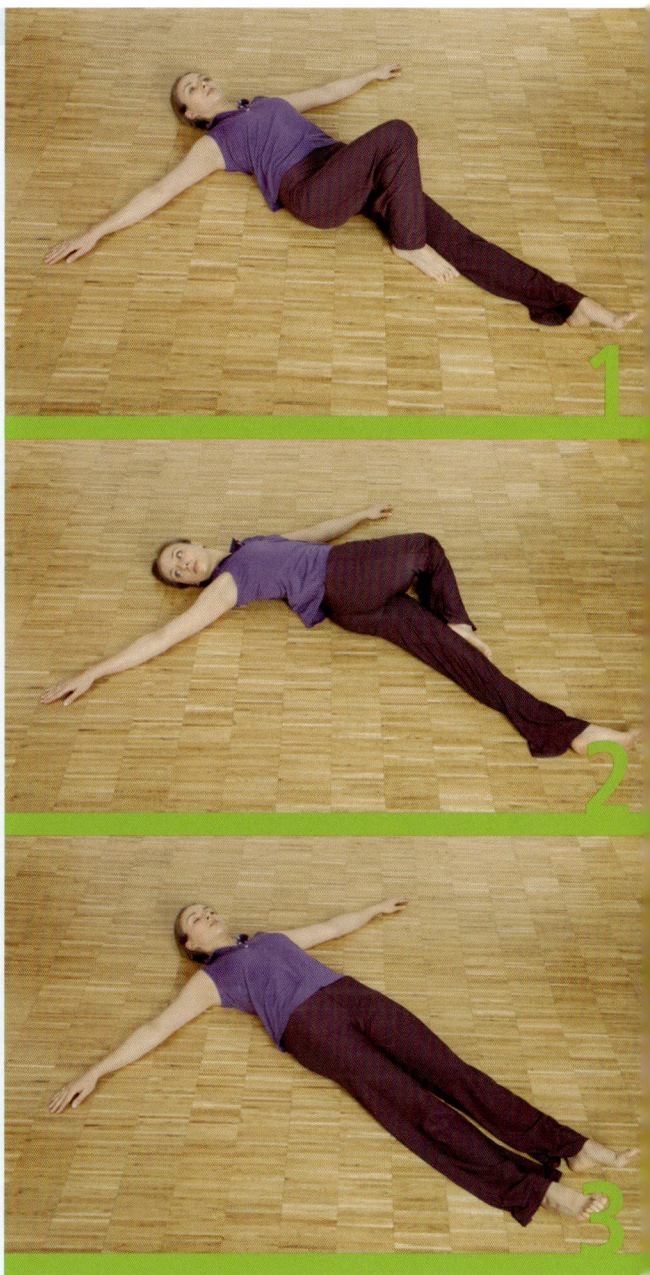

TIPP: Wenn Sie anfangs das Knie nicht unten halten können, dann drücken Sie mit der Hand das Knie sanft nach unten. Achten Sie dabei darauf, dass der Kopf möglichst am Boden liegen bleibt!

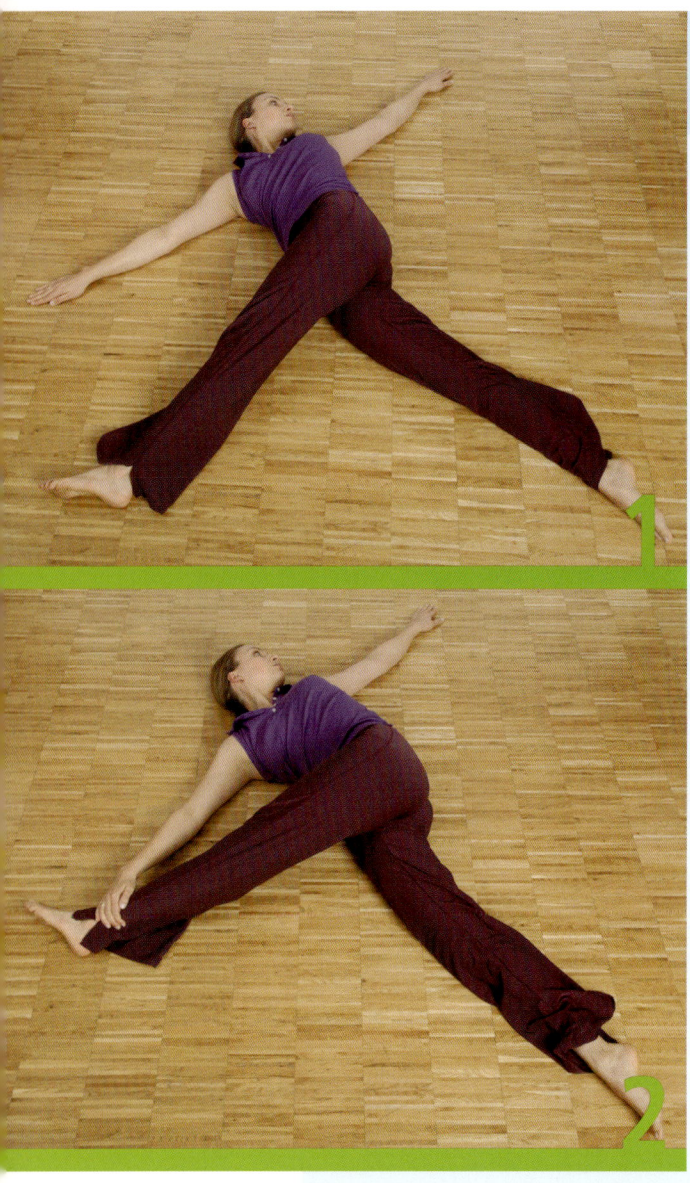

Ausgestreckte liegende Seitwärtshaltung nach rechts

- Einatmen.
- Das linke Bein anwinkeln, den Fuß auf die Höhe des Knies bringen.

- Ausatmen.
- Knie zur rechten Seite dehnen (siehe Seite 104).
- Das Bein ganz ausstrecken, die Zehenspitzen dabei, wenn möglich, mit der rechten Hand fassen.
- Das Bein dehnen.
- Das Gesäß bleibt möglichst am Boden.
- Der Kopf dreht sich zur linken Seite.

- Die Position fünf Atemzüge lang halten.

- Einatmen.
- Das Bein anwinkeln und hochschwingen.

- Ausatmen.
- Die Position lösen und beide Beine ausstrecken.

Ausgestreckte liegende Seitwärtshaltung nach links

- Einatmen.
- Das rechte Bein anwinkeln, den Fuß auf die Höhe des Knies bringen.

- Ausatmen.
- Knie zur linken Seite dehnen (siehe Seite 105).
- Das Bein ganz ausstrecken, die Zehenspitzen dabei, wenn möglich, mit der linken Hand fassen.
- Das Bein dehnen.
- Das Gesäß bleibt möglichst am Boden.
- Der Kopf dreht sich zur rechten Seite.

- Die Position fünf Atemzüge lang halten.

- Einatmen,
- Das Bein anwinkeln und hochschwingen.

- Ausatmen.
- Die Position lösen und die Beine ausstrecken.

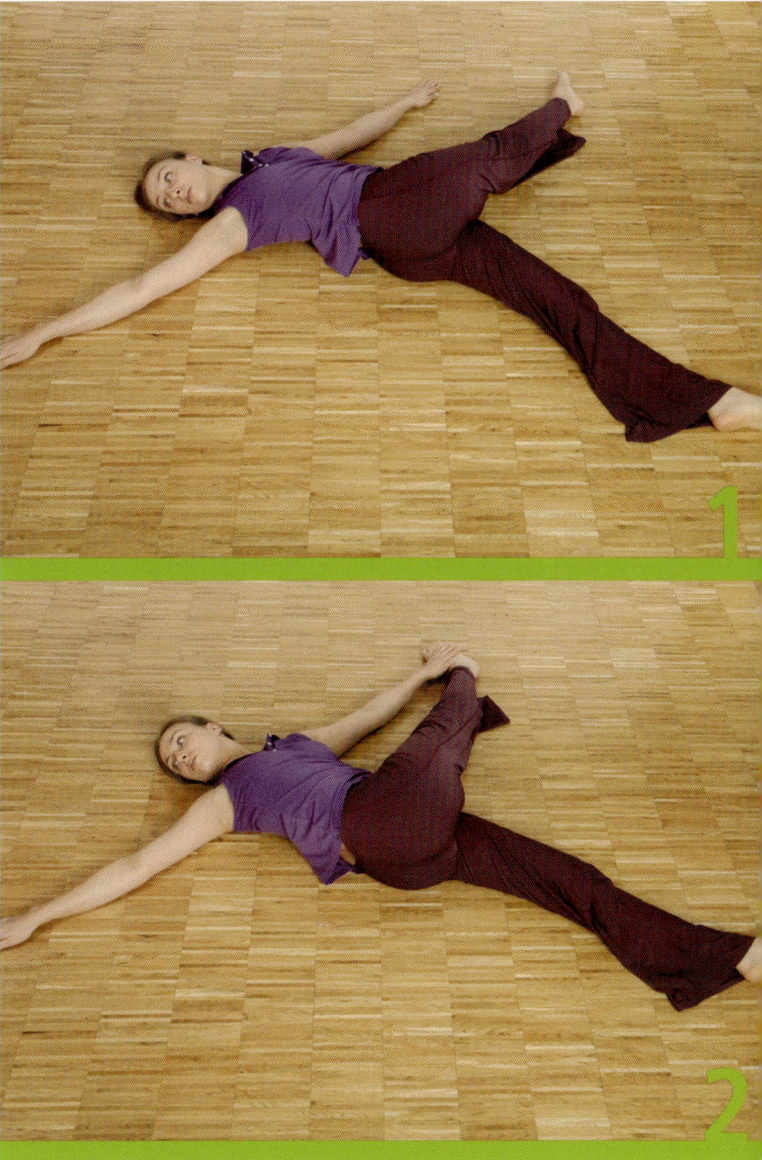

Nutzen für den Körper:
Die Übung formt die Hüften. Verspannungen im Bereich des unteren Rückens und im Nacken lösen sich. Die Funktionen von Leber und Bauchspeicheldrüse werden intensiviert.

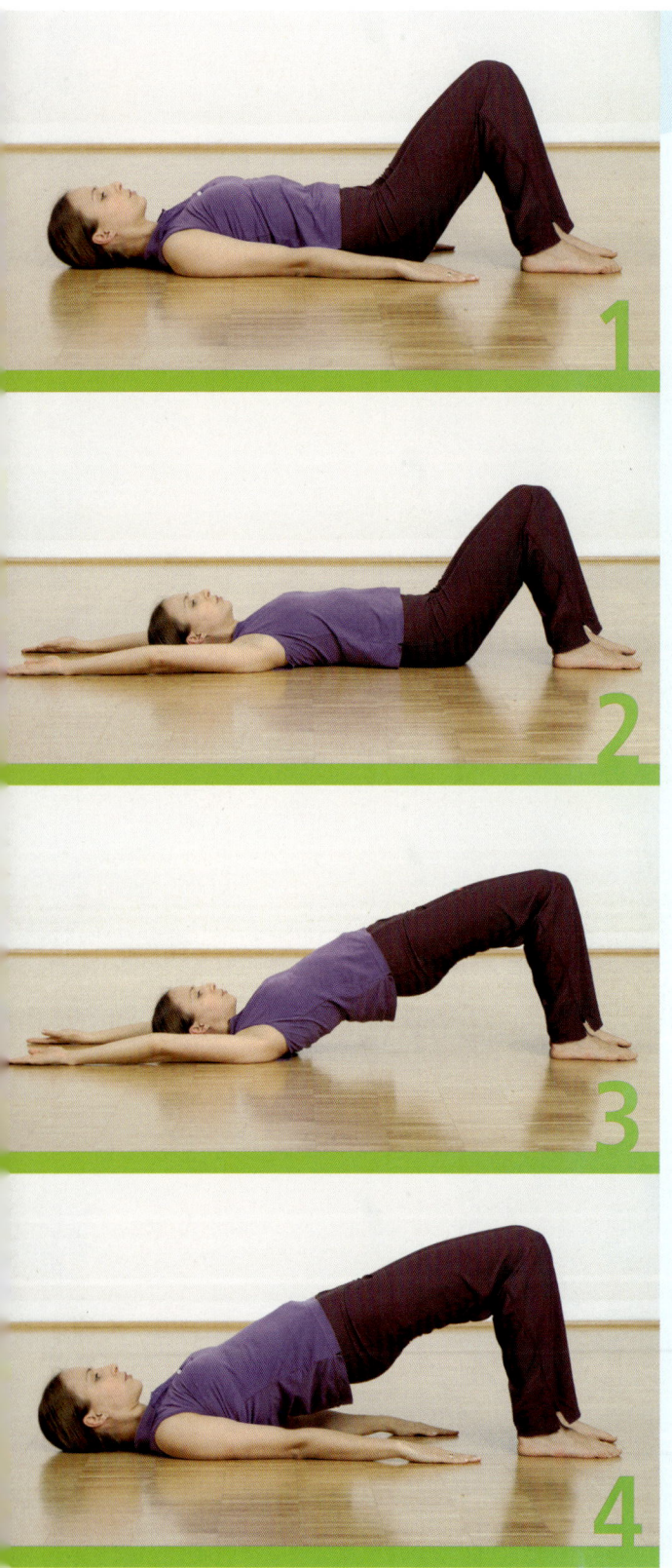

Schulterbrücke

- Einatmen.
- Die Beine anwinkeln.

- Ausatmen.
- Die Füße fest auf den Boden drücken.

- Einatmen.
- Die Arme ausgestreckt im Bogen nach hinten führen und auf dem Boden auflegen.
- Das Becken dabei nach oben stemmen, das Gewicht gleichmäßig auf Schultern und Füße verteilen.
- Die Bandhas und Oberschenkelmuskeln sind aktiv.

- Ausatmen.
- Die Arme wieder im Bogen nach unten neben den Körper bringen.
- Das Becken nach Möglichkeit oben halten.

- Die Position drei Atemzüge lang halten.

- Einatmen.

- Ausatmen.
- Das Becken senken, bis das Gesäß wieder auf dem Boden liegt.

Schulterstand

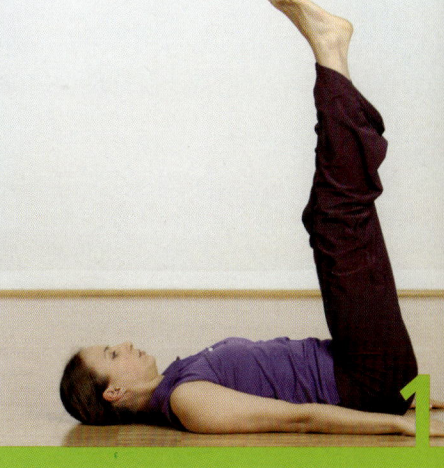

- Einatmen.

- Die Knie anziehen.

- Ausatmen.
- Die Beine gerade nach oben strecken.

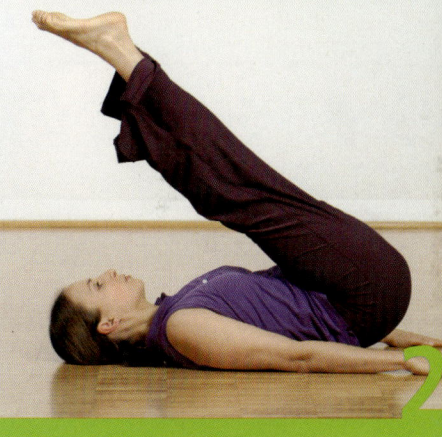

- Einatmen.
- Das Gesäß heben.
- Stützen Sie Ihren Körper mit den Händen gut ab.
- Die Beine schweben über dem Kopf,
  die Zehenspitzen sind nach unten gezogen.

- Fünf Atemzüge lang die Position halten.

- Einatmen.
- Die Beine anwinkeln.

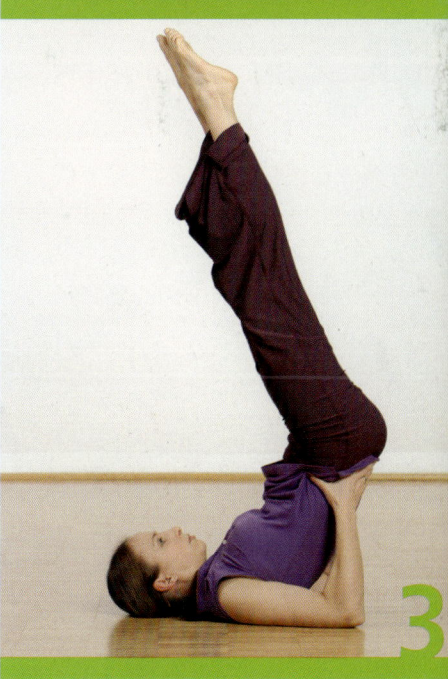

- Ausatmen.
- Den Rücken gerade halten und weiter abstützen.
- Die Beine senkrecht in die Höhe strecken.
- Die Zehenspitzen weisen nach oben.
- Die Bandhas und Oberschenkel sind aktiv.

- Fünf Atemzüge in der Position verweilen.

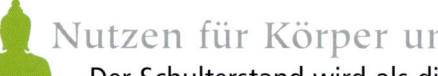

Nutzen für Körper und Seele:

Der Schulterstand wird als die »Mutter der Asanas« bezeichnet. Er wirkt auf den ganzen Körper harmonisierend, indem er das endokrine System stimuliert. Die Nerven beruhigen sich, Schlafstörungen können vergehen. Die Nackenregion wird durch die Übung stark durchblutet, das Herz gut versorgt. Der Schulterstand wirkt wohltuend bei Husten, hilft bei Kopfschmerzen und auch bei leichter Verstopfung.

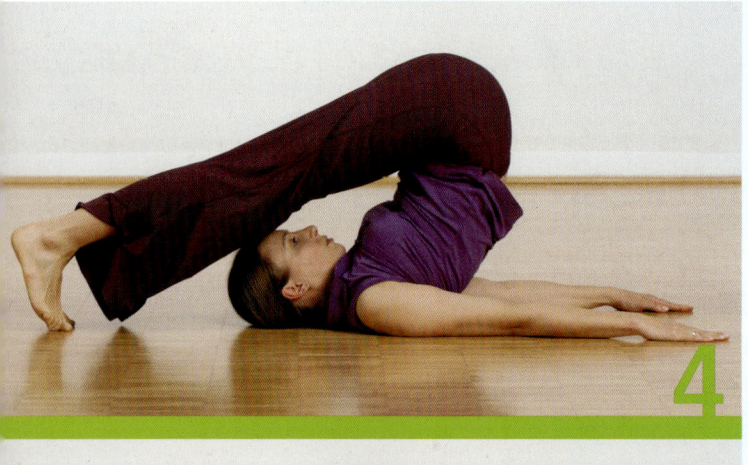

- Einatmen.
- Die Knie leicht anwinkeln.

- Ausatmen.
- Die Beine strecken und hinter den Kopf bringen, bis die Zehenspitzen den Boden berühren oder zumindest in Richtung Boden weisen.

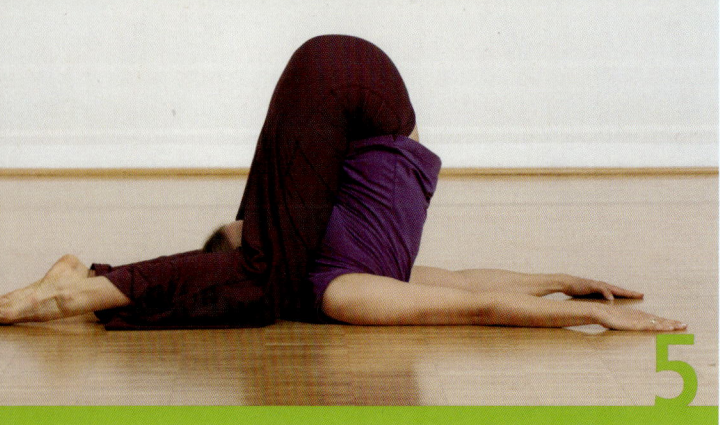

- Wer geübt ist, kann die Knie neben die Ohren sinken lassen.
- Die Arme am Boden lassen und durchstrecken.

- Fünf Atemzüge in der Haltung verweilen.

- Einatmen.
- Langsam die Wirbelsäule abrollen, die Beine bleiben gestreckt.
- Bandhas und Oberschenkelmuskeln sind aktiv.

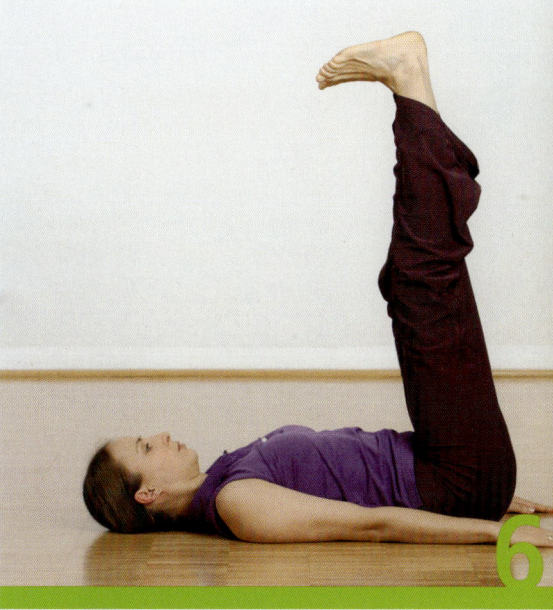

- Ausatmen.
- Die Beine ausgestreckt auf den Boden legen.

- Einatmen.
- Die Beine anwinkeln.

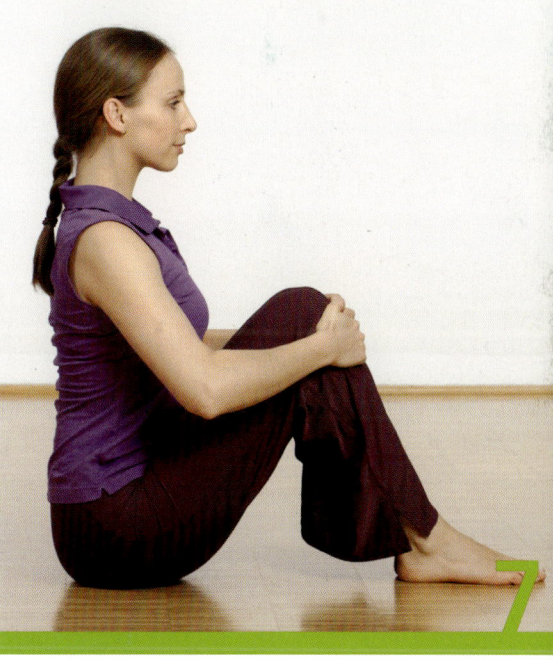

- Ausatmen.
- Hochkommen zum Sitzen, die Knie mit den Händen umfassen.

Brechen Sie nach diesem Cool-down Ihr Training nicht ab, sondern gehen Sie zu den Ausklangspositionen über.

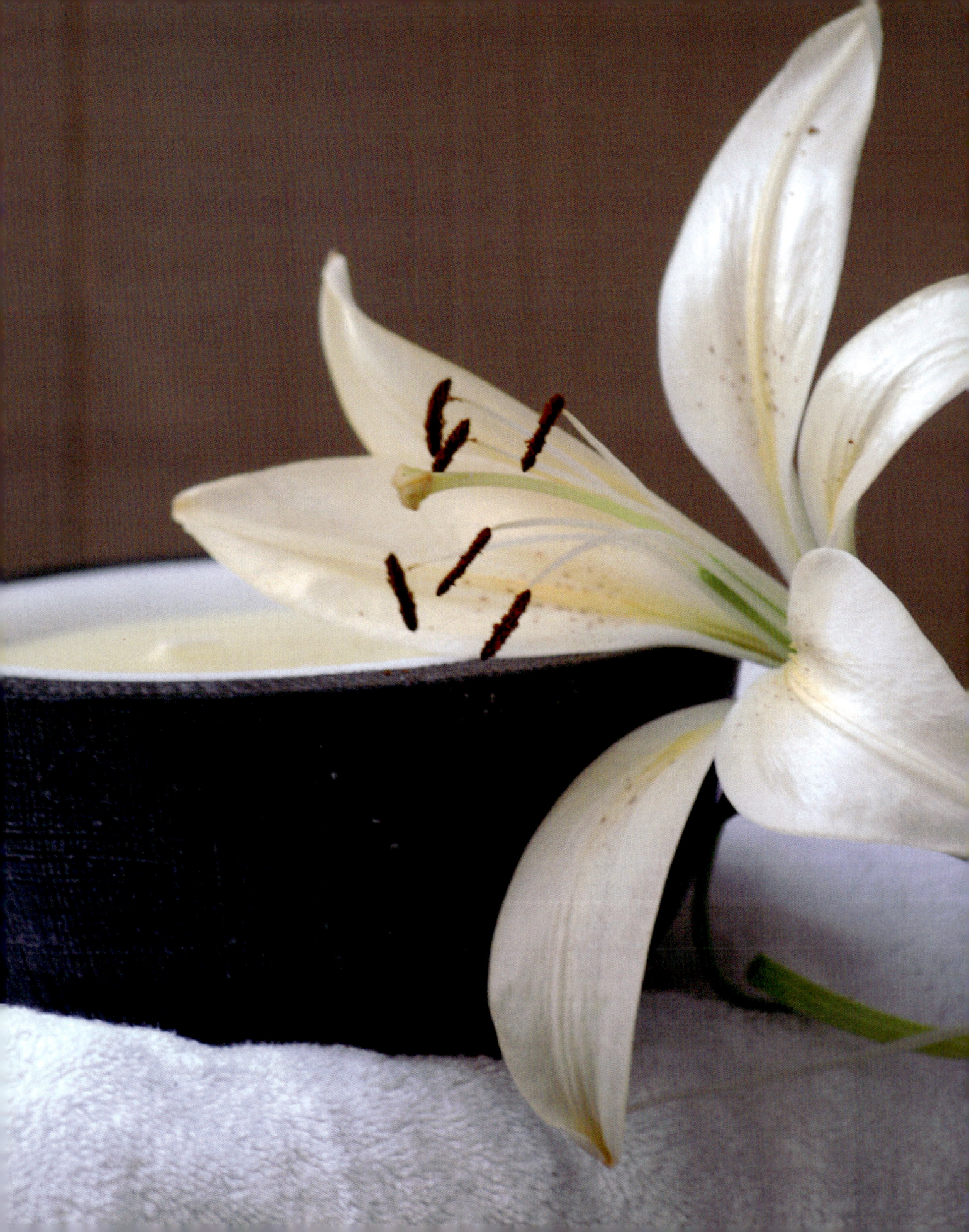

V.

VERFEINERUNG UND INTEGRATION ERLEBEN

Tief in uns gibt es etwas Unberührbares, Wirkliches, das keiner Veränderung unterliegt. Es wird im Yoga »das, was richtig sehen kann« genannt. Oftmals ist uns nicht bewusst, dass uns diese Kraft leitet. Es ist, als ob wir in einem Fluss schwimmen, das Ufer nicht sehen und daher den Strömungslauf nicht wahrnehmen. Wenn wir uns aber mit dieser Kraft verbinden, merken wir, wie sie uns steuert, und wir können uns von ihr tragen lassen. Power Yoga auszuüben heißt nichts anderes, als dies geschehen zu lassen!

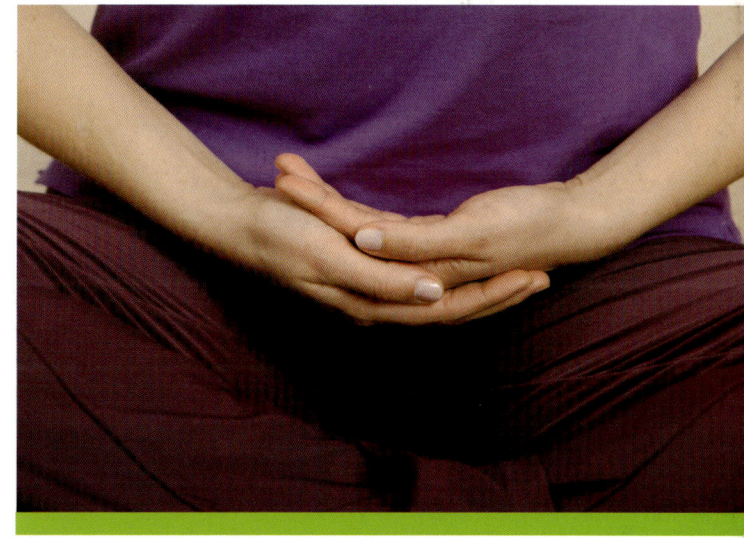

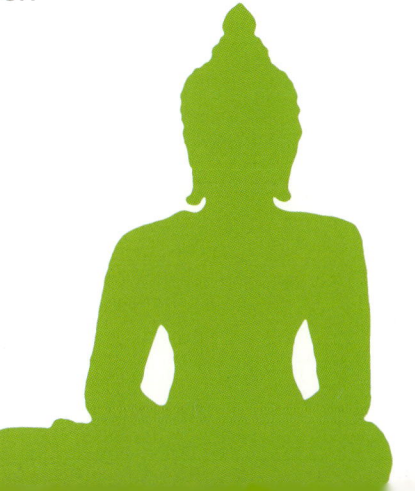

Nutzen für Körper, Geist und Seele:
Die folgenden Übungen fördern die innere Harmonie, sie befreien den Geist und verschaffen neue Einblicke in die Gefühlswelt. Der Körper kühlt langsam ab, Sie kommen zur Ruhe und erreichen einen Zustand vollständiger Entspannung. Durch jedes Organ und jede Körperzelle fließt Energie. Sie fühlen sich leicht, sind gelassen und zugleich euphorisch.

DAUER DER ÜBUNGSSEQUENZEN
Ausklangspositionen 5–10 Minuten, davon ca. 5 Minuten in der Ruhestellung. Diese kann aber auch beliebig lang ausgedehnt werden.
Vier Übungssequenzen, mit den Pranayama-Übungen und der kurzen Meditation zwei weitere Sequenzen.

Die wichtigste Position bei den Ausklangsübungen ist die Ruhestellung. Auch wenn Sie nur wenig Zeit haben und Ihre Energie gleich aktiv umsetzen wollen, sollten Sie sich unbedingt die Zeit für eine sinnvolle Integration der freigesetzten Energie nehmen.

POWER YOGA — AUSKLANGSPOSITIONEN

»Wo Yoga ist, gibt es Wohlstand, Erfolg, Freiheit und unendliches Glück.«

T. KRISHNAMACHARYA

Durch die Ausklangspositionen sammeln wir die im Training aufgebaute Energie. Dabei kommt der Körper zur Ruhe. Auch jetzt ist es wichtig, die Konzentration aufrechtzuerhalten, sodass wir keine innere Wärme verlieren.

Lotus mit verschränkten Händen

- Sitzen.
- Einatmen.
- Den rechten oder linken Fuß anziehen, mit der Fußinnenseite nach oben auf den Oberschenkel des anderen Beines legen.

- Ausatmen.
- Die Ferse liegt in der Leiste und drückt leicht gegen den Unterbauch.

- Einatmen.
- Den zweiten Fuß anziehen, über das andere Bein legen, mit der Fußinnenseite nach oben auf den Oberschenkel führen.

- Ausatmen.
- Die Ferse drückt leicht in den Unterbauch.

- Einatmen.
- Die Hände nach hinten führen und verschränken.

- Ausatmen.
- Die Handflächen der verschränkten Arme wenn möglich nach außen drehen.
- Den Oberkörper nach vorne beugen.
- Auch die Stirn weist Richtung Boden.

- Fünf Atemzüge lang in der Position bleiben.

- Einatmen.
- Den Oberkörper aufrichten.

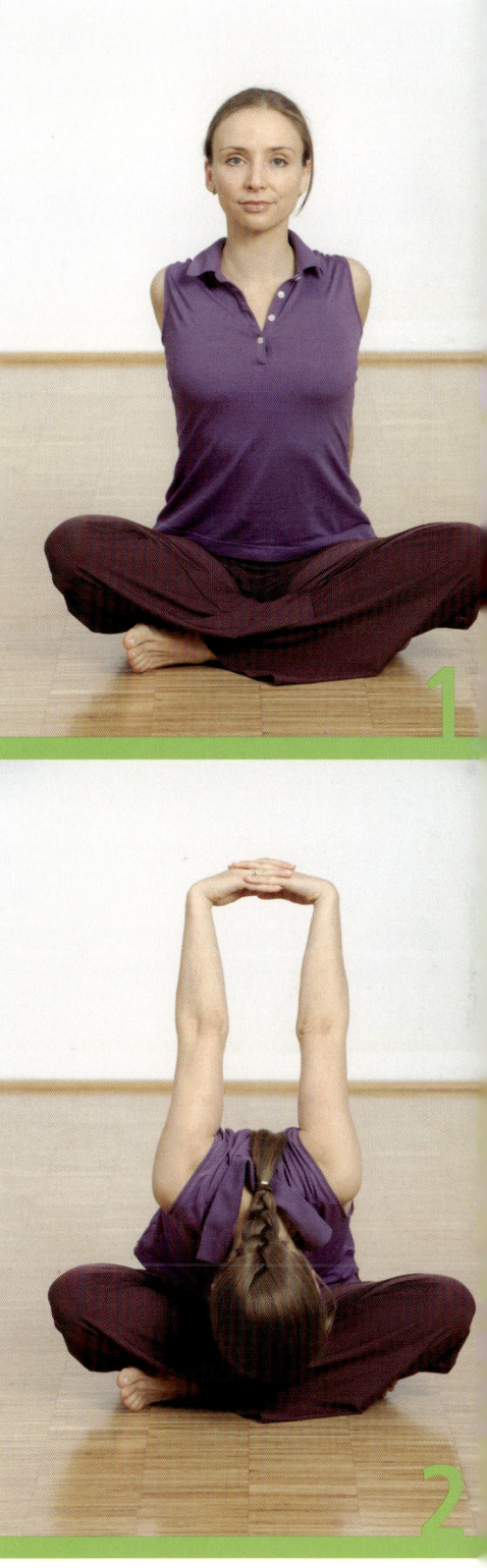

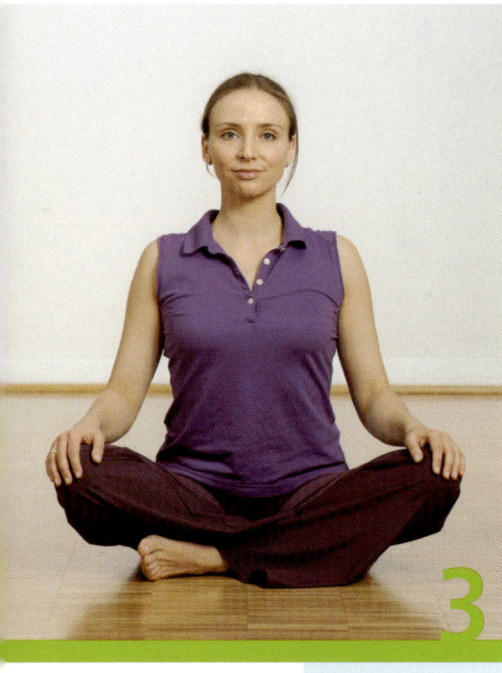

- Ausatmen.
- Die Hände lösen und auf die Knie legen.

TIPP: Statt im Lotussitz können Sie auch einfach mit gekreuzten Beinen im Schneidersitz sitzen.

3

Ruhender Lotus

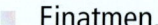

- Einatmen.
- Die Hände liegen mit den Handflächen nach oben auf den Knien, Daumen und Zeigefinger bilden einen Kreis, falls es Ihnen lieber ist, lassen Sie die Handflächen einfach geöffnet.
- Die Wirbelsäule strecken.
- Den Brustkorb bewusst weiten.

- Ausatmen.
- Die Schultern sind entspannt.
- Das Kinn ist leicht nach unten gezogen.
- Die Augen sind nur halb geöffnet.
- Suchen Sie sich einen Punkt vor sich auf dem Boden und fixieren Sie ihn.
- Die Bandhas sind angespannt.

- Zehn Atemzüge lang oder länger in der Position verweilen.

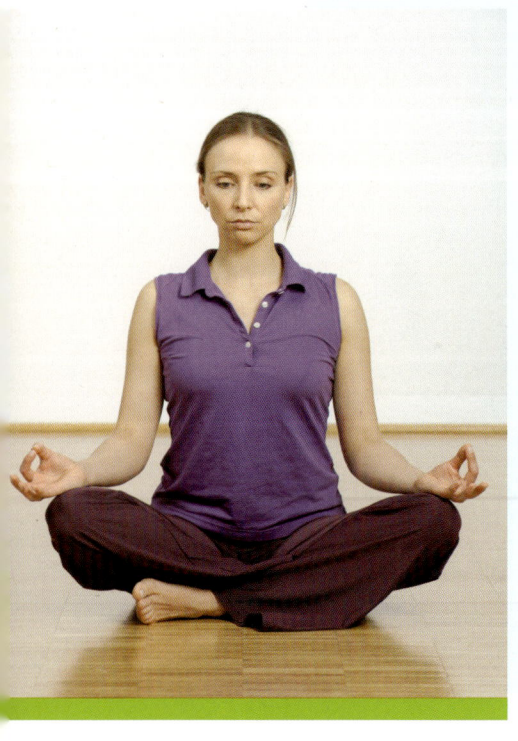

Waagschalenhaltung

- Einatmen.

- Die Hände entspannt ineinanderlegen.

- Die Handflächen dann neben dem Körper auf den Boden auflegen.

- Ausatmen.

- Stemmen Sie sich hoch und ziehen Sie die Knie leicht in Richtung Körper.

- Nach vorne schauen.

- Die Bandhas sind aktiv.

- Dann 10-mal die Luft kräftig und schnell aus der Lunge stoßen (Feueratmung)!

- Einatmen.

- Ausatmen.

- Die Position lösen.

- Langsam die Beine strecken und in die Liegeposition gehen.

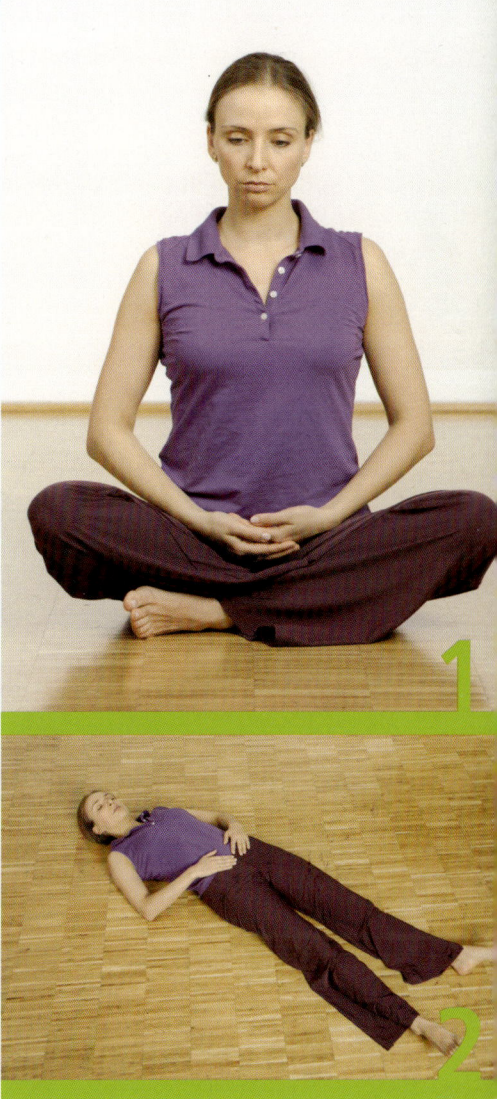

TIPP: Die Feueratmung ist (ähnlich wie die Hyperventilation) eine Technik, die unerwünschte Emotionen auslösen kann. Es kann Ihnen schwindlig werden. Tasten Sie sich vorsichtig an die Übung heran, am besten im Beisein eines Lehrers, der Ihnen hilft, an die Oberfläche kommende Gefühle zu integrieren.

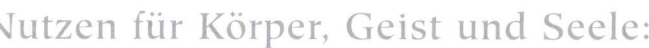

Nutzen für Körper, Geist und Seele:

Während der drei Abschlusspositionen werden Körper, Geist und Seele harmonisiert. Wir kommen zur Ruhe. Die aufgerichtete Wirbelsäule hilft uns, aufmerksam und wach zu sein. Das Blut zirkuliert im unteren Rückenbereich, sodass die Wirbelsäule und die Unterleibsorgane gestärkt werden.

ÜBUNGSZEIT: Die drei Abschlusspositionen nehmen ca. 7–12 Minuten in Anspruch, die 5–10 Minuten Ruhezeit im Liegen inbegriffen.

Verlängern Sie das Training um einige Minuten und praktizieren Sie eine der Pranayama-Übungen (siehe Seite 121), bevor Sie sich in die letzte Position begeben.

Ruhestellung

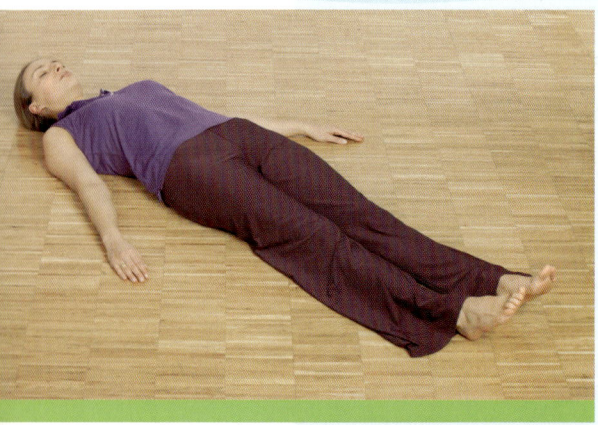

Die Ruhestellung ist die wichtigste Position des ganzen Power Yoga-Trainings, ohne die Sie die freigesetzte Energie nicht vollständig in sich aufnehmen können. Bitte nehmen Sie sich unbedingt genügend Zeit hierfür! Es ist die Haltung, die am schwierigsten zu meistern ist.

- Die Arme liegen am Körper, die Beine liegen parallel aneinander oder sind leicht gespreizt. Achten Sie dabei auf Symmetrie.
- Das Kinn ist leicht nach unten gezogen.
- Schließen Sie die Augen.
- Entspannen Sie den Körper, das Gewicht wird an den Boden abgegeben.
- Legen Sie sich so hin, dass nichts mehr stört.
- Alle Spannung löst sich.
- Die Atmung fließt normal und ruhig.

- Erliegen Sie nicht der Versuchung, einzuschlafen. Bleiben Sie wach!

- 5–10 Minuten in der Ruhestellung liegen bleiben.

Nutzen für Körper und Geist:

Der Körper kühlt ab und beruhigt sich. Alle Anstrengungen des Trainings fallen ab. Müdigkeit verfliegt, und der Geist ist klar.

Der kleine Rausch

»Bin ich hellwach, mitten am Tag,
werden meine fantastischsten Träume wahr.«

LORENZ HART

Im Liegen können Sie von den freigesetzten Energien überwältigt werden – es kann vorkommen, dass Sie das Gefühl für den Boden unter sich verlieren und ein Gefühl des Schwebens erleben. Überall in Ihrem Körper zirkuliert Energie, die Wirbelsäule fühlt sich an wie ein elektrisierter Stab (Kundalini, die Schlangenkraft, entfaltet sich: Von ihrem Sitz am untersten Chakra an der Wirbelsäulenbasis durchströmt sie alle Energiezentren des Körpers bis hinauf in den Scheitelbereich). Vor Ihren geschlossenen Lidern tanzen vielleicht Lichtfunken. Trotzdem ist Ihr Geist klar und ruhig. Sie sind vollkommen entspannt und genießen einen Zustand voller Geistesgegenwart!

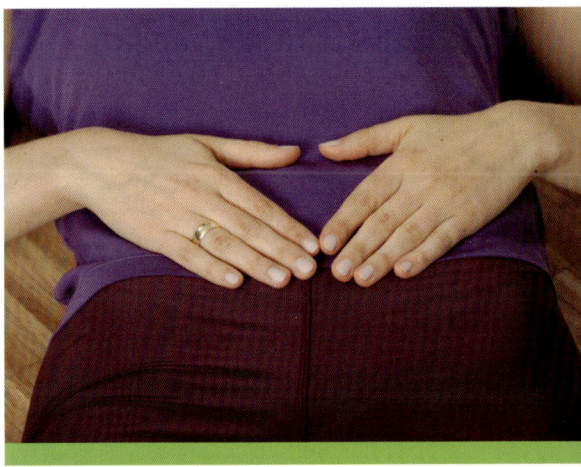

Wenn Sie aufstehen und die Augen öffnen, sehen Sie die Welt mit anderen Augen. Sie fühlen sich leicht und unbelastet. Ihre Augen glänzen. Sie haben intensiv an sich und Ihrem Körper gearbeitet. Ihre Mitmenschen spüren förmlich Ihre Energie und fühlen sich von Ihnen magnetisch angezogen. Nehmen Sie die Frische und Wachheit mit in Ihr Leben und zu den anderen Menschen!

Das Power Yoga-Training ist an dieser Stelle zu Ende. Sie können zur Wirkungssteigerung noch besondere Atemübungen und eine kurze oder längere Meditation anfügen.

Atemübungen

»Yogatherapie ist nur die Vorbereitung für das wahre Erlebnis von Yoga, durch das neue Möglichkeiten der persönlichen Entwicklung gefunden werden können.«

GARY KRAFTSOW, »YOGA FOR WELLNESS«

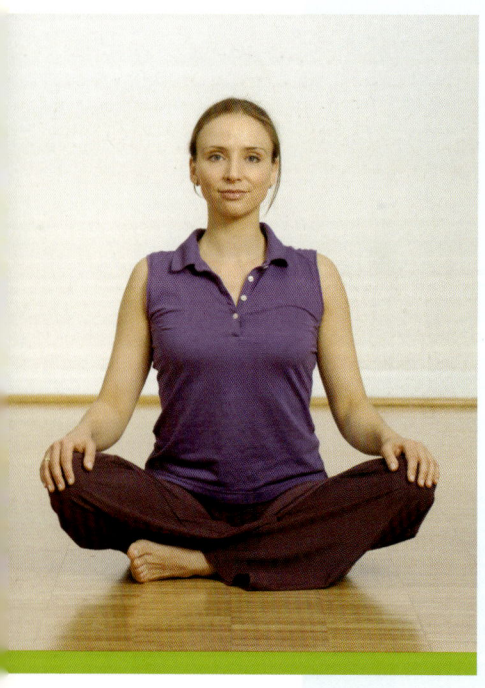

Gezielte Atemübungen bzw. Pranayama helfen uns, die Reinigungsprozesse in Körper und Geist zu intensivieren. Praktizieren Sie es nicht vor dem Power Yoga-Training, sondern danach oder unabhängig davon. Die Übungen können am besten im Sitzen ausgeführt werden. Falls Sie Probleme haben, längere Zeit auf dem Boden zu sitzen, setzen Sie sich auf einen Stuhl oder stellen Sie sich hin. Wichtig ist, dass die Wirbelsäule gerade ist!
Versuchen Sie nun, ein großes und weiches Atemmuster zu entwickeln. Dann wird der Geist ruhig, und Emotionen stabilisieren sich.
Die alten Yogameister glaubten, das Auf und Ab der Gefühle über den kontrollierten Atemstrom, den man durch die Nasenlöcher fließen lässt, dirigieren zu können. Das Einatmen durch das rechte Nasenloch und das Ausatmen durch das linke aktiviert und stimuliert uns, wenn man die Übung umgekehrt macht, beruhigen wir uns.

Hier sind einige Beispiele für die Zeitdauer der Ein- und Ausatmung – die Ziffern stehen für Sekunden. Beginnen Sie folgendermaßen:

8 (Einatmen) – 0 (Atempause) – 8 (Ausatmen) – 0 (Atempause);
8–0–16–0;
7–3–7–3;
usw.

Versuchen Sie einen Atemrhythmus zu finden, der zu Ihnen passt. Um das heraus-zufinden, empfehle ich, erst einmal eine Weile zu üben oder einen erfahrenen Yogalehrer zu konsultieren. Er kann Ihnen die Sicherheit geben, dass Sie sich nicht überlasten oder ohne äußeren Halt an Ihre Grenzen stoßen.
Die Übung kann ggf. unterdrückte Emotionen und Erinnerungen freisetzen – machen Sie sich darauf gefasst!

FEUERATMUNG FÜR STARKE NERVEN

Im Anschluss an die vorangegangene Übung können Sie die Feueratmung praktizieren – dabei werden Körper, Geist und Seele harmonisiert. Das Blut zirkuliert im unteren Rückenbereich, sodass Wirbelsäule und Unterleibsorgane gestärkt werden. Sie werden konzentriert, aufmerksam und wach und sind gleichzeitig innerlich ruhig und gelassen.

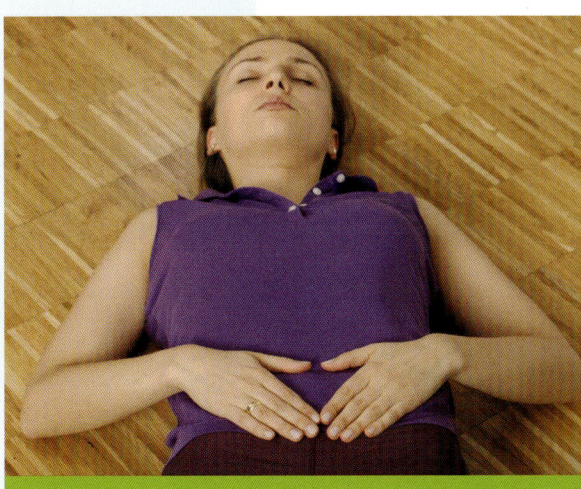

- Atmen Sie ein und legen Sie die Handflächen ineinander.

- Aktivieren Sie konzentriert die Bandhas und atmen Sie stoßweise 10-mal durch.

- Dabei wird die Luft kräftig und schnell aus der Lunge gestoßen.

- Lockern Sie sich und lassen Sie den Atem ruhig fließen.

- Sie sollten im Anschluss eine Weile liegen und die freigesetzte Energie im Körper zirkulieren lassen.

PRANAYAMA

- Legen Sie ein Atemmuster fest.
- Wenn Sie sich nicht sicher sind, welches Sie wählen sollen, so versuchen Sie es mit 5–1–7–1. Das ist ein einfacher, unkomplizierter Atemrhythmus.

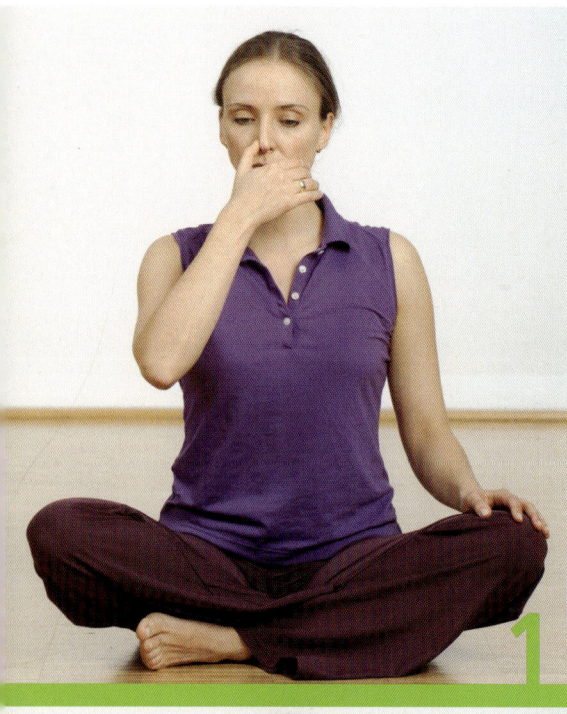

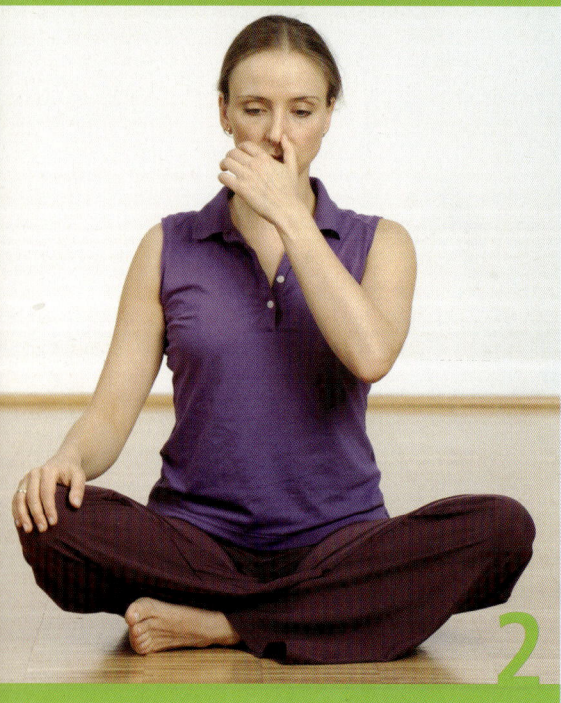

- Halten Sie den Atem nach dem Einatmen nicht zu lange an!
- Setzen Sie sich entweder in den Schneidersitz, den halben Lotussitz oder den Lotussitz.

- Der rechte Daumen liegt auf dem rechten Nasenflügel.
- Die Wirbelsäule ist gerade.
- Die freie Hand liegt entspannt auf dem Knie.
- Das Kinn ist leicht nach unten gezogen.
- Spannen Sie die Bandhas an.

- Einatmen.
- Das rechte Nasenloch ist durch den Daumen geschlossen.
- Wir atmen langsam durch das linke Nasenloch, der Atem umkreist dabei die Wirbelsäule abwärts bis zu ihrer Basis.
- Zählen Sie bis fünf (5).
- Machen Sie eine kurze Atempause (1).

- Ausatmen.
- Der linke Daumen hält nun das linke Nasenloch zu.
- Zählen Sie bis sieben (7).
- Der Atem kreist um die Wirbelsäule nach oben.
- Die Bandhas sind aktiv.
- Versenken Sie sich einen Moment lang in diese Haltung (1).

- Üben Sie dies ca. 5–10 Minuten.

- Zur inneren Beruhigung sollten Sie diese Übung genau umgekehrt ausführen!

Sie haben sich mit diesen Übungen optimale Voraussetzungen zum Meditieren geschaffen. Lassen Sie es geschehen, dass Ihr Geist leer wird. Die Nerven beruhigen sich dabei.

Ausklangsmeditation

Sie werden während der Meditation von allem Abstand finden, was Ihnen durch den Kopf geht, und emotionale Erlebnisse loslassen.

Sitzen Sie einfach still oder wählen Sie ein Mantra – eine kurze, formelhafte Wortfolge, die Sie im Geiste wiederholen und auf die sich Ihr Geist konzentrieren kann.

Achten Sie auf die Handstellungen!

- Öffnen Sie die Hände (der Energiekreis ist offen, Aufnahme der Energie von außen).

- Lassen Sie die Hände auf den Knien ruhen.

- Bringen Sie Daumen und Zeigefinger ringförmig zusammen.

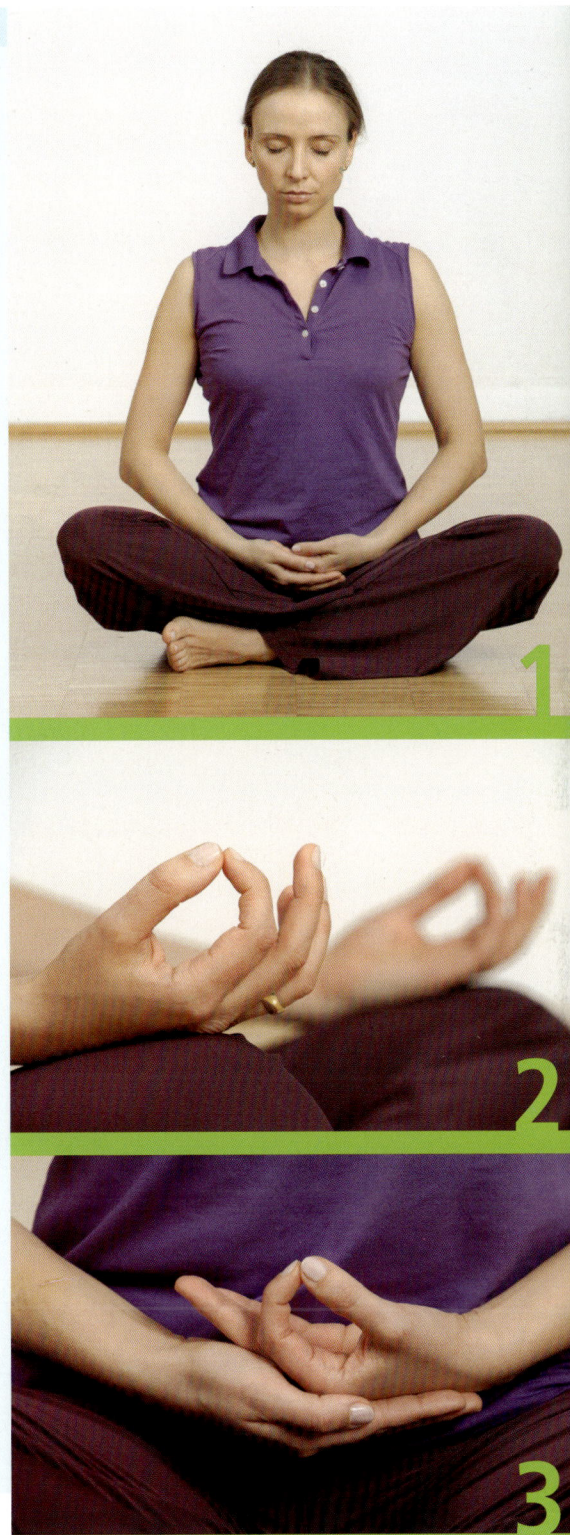

Offene Meditation

Offenen Meditationen liegt kein spezielles Meditationsthema zugrunde. Sie führen zu tiefer Entspannung und befreien von Ängsten und Sorgen, machen den Kopf frei und öffnen Herz und Geist für neue Impulse. Diese Meditationsweise ist für alle geeignet und fördert eine »höhere« Betrachtung der Dinge.

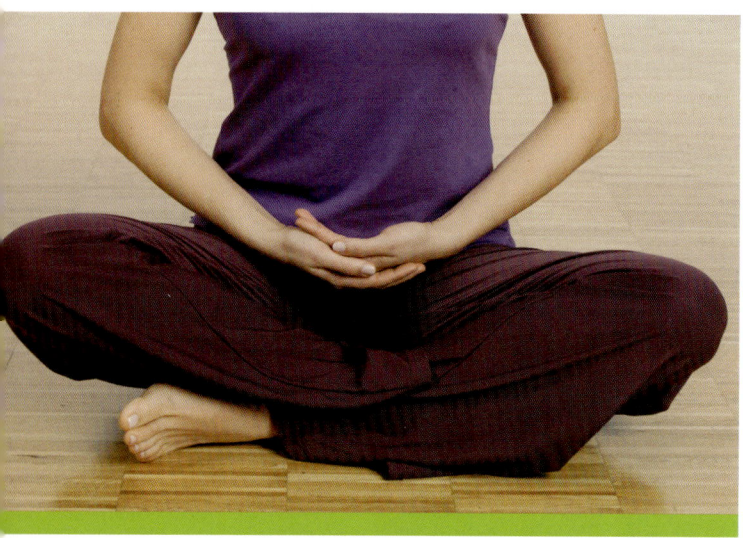

- Setzen Sie sich jetzt bequem hin und achten Sie darauf, dass Sie frei durchatmen können.
- Die Wirbelsäule sollte möglichst gerade bzw. aufgerichtet sein.
- Das Kinn wird leicht nach unten gezogen, sodass Rücken und Kopf eine Linie bilden.
- Schließen Sie die Augen.
- Konzentrieren Sie sich auf die innere Stille, entspannende Klänge oder ein Mantra, damit sich der Geist an ein »Vehikel« statt an konkrete Gedanken hängen und besser entspannen kann.

- Bleiben Sie innerlich wach und aufmerksam.
- Konzentrieren Sie sich auf regelmäßiges und tiefes Ein- und Ausatmen.
- Stellen Sie sich vor, dass die Atemluft beim Einatmen als kühler Luftzug an der Wirbelsäule entlang hinab zum Steißbein fließt.
- Beim Ausatmen fließt der Atem wieder aufwärts und tritt durch die Nase nach außen. Entspannen Sie sich ganz tief.

TIPP: Bauen Sie sich eine Kuschelecke aus Kissen und einer wohlig weichen Decke. Das ist von jetzt an der Platz, wo Sie sich selbst ausruhen und wiederfinden, verwöhnen oder trösten können. Ein Schutzraum für die Seele und eine Relax-Oase für Körper und Geist. Versuchen Sie, der Ecke einen festen Platz in Ihrer Wohnung zu geben und das Kuschel-Arrangement als »Energiezone« für sich dauerhaft zu erhalten. Dort tanken Sie neue Kraft und finden innere Ruhe.

Sinnenmeditation

Sinnenmeditationen haben einen konkreten Meditationsgegenstand, und sie wecken Lebenslust, Wohlbefinden und Kreativität, egal, ob Sie über die Schönheit eines Grashalms meditieren oder über die Weite des Himmels. Sie beleben unsere sinnliche Seite und eignen sich gut für Menschen, die sich innerlich leer fühlen.

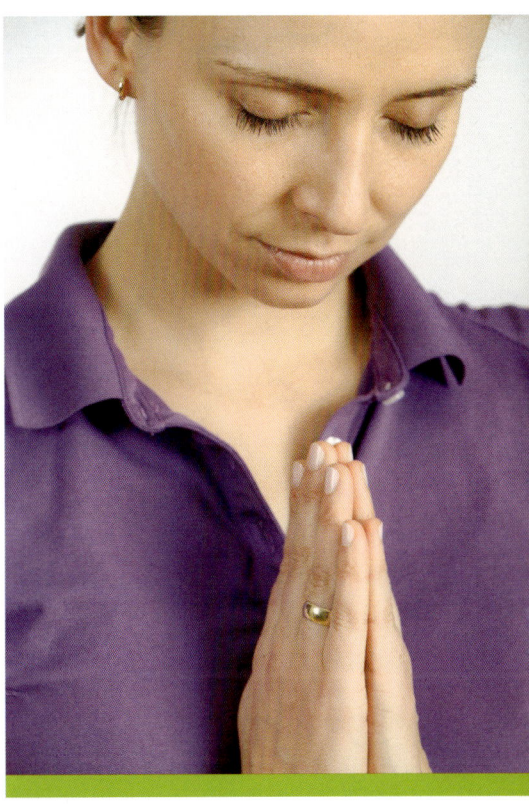

- Sitzen Sie aufrecht und entspannt.
- Schließen Sie die Augen.
- Atmen Sie tief ein und aus.
- Unterstreichen Sie Ihre Meditation mit positiven inneren Bildern und Vorstellungen, die Ihre Sinne anregen.
- Malen Sie sich das Bild mit Farben, Gerüchen und Klängen so sinnlich und lebendig wie möglich aus.
- Egal, ob Sie von Stränden, dem Meer oder einer herrlichen Speise träumen: Schwelgen Sie so lange in der wunderbaren Vorstellung, wie Sie es möchten, ohne der kritischen Stimme der Vernunft Raum und Macht über sich zu geben. Schalten Sie unangenehme Gedanken jetzt einfach ab.
- Es ist hilfreich, sich zusätzlich mit einer Affirmation, einer positiven Aussage, von störenden Gedanken zu befreien. Sagen Sie sich: »Ich genieße mein Leben.«
- Spüren Sie bewusst die sich einstellende positive Wirkung auf Körper und Geist.
- Negative Gedanken haben keinen Raum mehr.
- Sie fühlen sich leicht und unbeschwert.
- Schon bald sind Sie viel gelassener und fühlen sich klar und erfrischt.

> **TIPP:** Aroma-Oase zu Hause: Geben Sie wohlriechende Duftessenzen in eine Aromalampe (Bergamotte, Zitrone, Mandarine, Zimt o.ä.) oder zünden Sie ein Räucherstäbchen bzw. Rauchwerk an. Düfte und Aromen verbreiten eine angenehme Atmosphäre und wirken Wunder, wenn es um körperliches und seelisches Wohlbehagen geht. Aromatische Öle sorgen für harmonische oder belebende Stimmung, je nach Wahl des Öls. Erfrischende Duftnoten wie Mandarine, Grapefruit, Bergamotte etc. sorgen für aktive, energievolle Stimmung, während Hölzer oder Blüten und Gewürze wie Neroli, Lavendel, Zimt usw. eher beruhigend und klärend wirken.

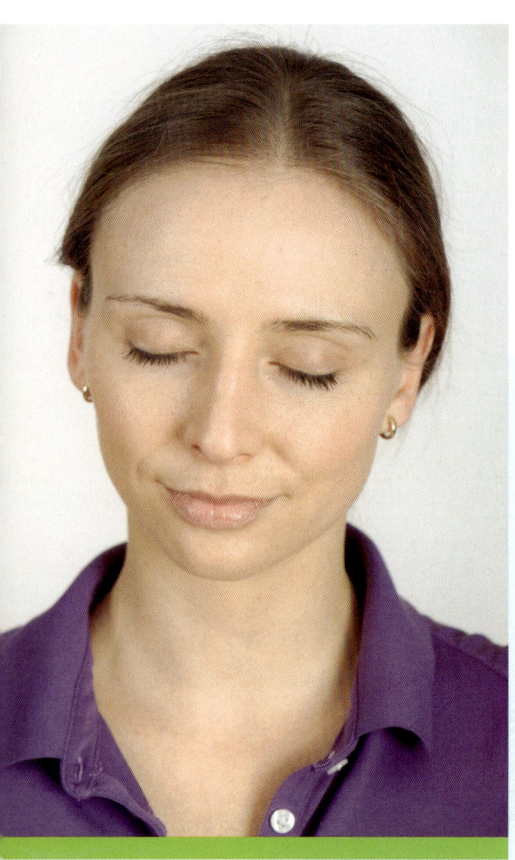

Augen- und Ohren-Yoga

Die Übung dient dazu, Augen und Gesicht zu entspannen. Sie kann zwischendurch oder in Anschluss an das Power Yoga-Programm bei den Ausklangübungen integriert werden. Die Augen sind anschließend erfrischt, und Sie schauen gleich ganz anders in die Welt.

- Schließen Sie Ihre Augen.

- Denken Sie daran, ruhig und tief ein- und auszuatmen.

- Legen Sie die Spitze Ihrer Mittelfinger etwas oberhalb der Augenbrauen mittig auf die Stirn und lassen Sie sie dort mehrmals hintereinander mit leichtem Druck über den sensiblen Druckpunkt kreisen.

- Lassen Sie währenddessen die Kinnmuskulatur locker und halten Sie nicht die Luft an. Bei Kopfschmerzen oder Verspannungen wirkt dies wahre Wunder, und die Gesichtszüge entspannen sich.

- Dann streichen Sie mit beiden Fingerspitzen über die Schläfen und straffen dabei Ihre Stirnpartie. Wiederholen Sie dies ebenfalls mehrmals hintereinander.

- Dann lassen Sie die Fingerspitzen einen Moment lang auf den Schläfen ruhen und pressen diese anschließend in kurzen Zeitabständen mehrmals hintereinander.

- Dabei aktivieren Sie energetische Prozesse und entstauen das Gewebe.

- Öffnen Sie die Augen.

- Gleiten Sie nun zu den Ohrläppchen hinab, massieren Sie diese, und kneten Sie danach die gesamte Ohrpartie Stück für Stück durch.

- Zum Abschluss streichen Sie die Lymphbahnen an den Außenseiten des Halses entlang mit Ihren Fingerspitzen kräftig von oben nach unten aus.

- Wiederholen Sie diese Übung ebenfalls mehrmals.

TIPP: Die Tee-Zeremonie: Nach Entspannungs- oder Ausklangübungen beim Yoga fühlt sich der Körper bisweilen etwas ausgekühlt an, daher ist jetzt Zeit für eine heiße Tasse Tee.

Bereiten Sie sich in Ruhe einen erlesenen (Kräuter-)Tee zu, der eine feine Note hat. Dann schlendern Sie zu einem schönen Platz in den eigenen vier Wänden, lassen sich nieder und machen es sich gemütlich. Jetzt ist Hingabe erlaubt! Der wundervolle Duft des Tees betört Ihre Sinne, die plötzlich zart und verletzlich sind. Ein Geschenk wie ein neuer Tag, den Sie bewusst begrüßen.

Gönnen Sie sich diesen Moment der Ruhe, der eine Brücke zwischen der Welt des Yoga, tiefer Entspannung und dem Alltag bauen kann. Nehmen Sie dann die gewonnene Kraft und gute Laune mit in Ihr Leben und bewahren Sie sich so noch eine Weile Ihre innere Ruhe und Gelassenheit!

Wir wünschen Ihnen bei der Umsetzung des Power Yoga-Programms viel Erfolg, Gelassenheit und positive Energie!

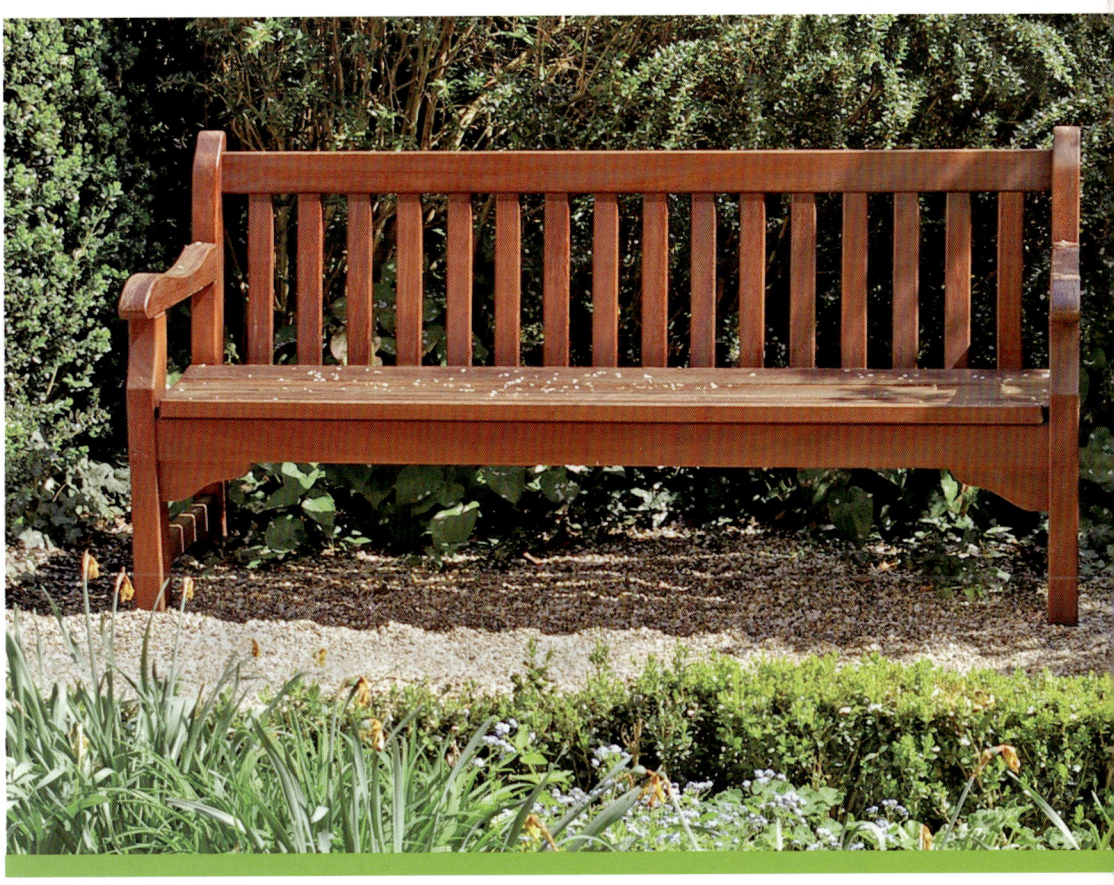